医道还真

董沛文 一 主编

张华民 一 著

唐山玉清观道学文化丛书

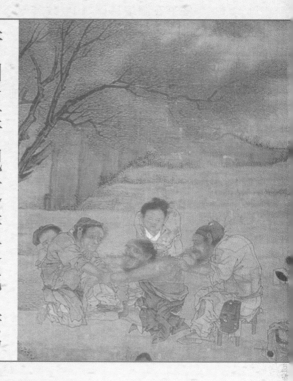

宗教文化出版社

图书在版编目（ＣＩＰ）数据

医道还真/董沛文主编;张华民著.—北京:宗教文化出版社,2010.5（2021.7重印）

ISBN 978-7-80254-263-1

Ⅰ.①医… Ⅱ.①董… ②张… Ⅲ.①中医学临床-经验-中国-现代 Ⅳ.①R249.7

中国版本图书馆 CIP 数据核字（2010）第 074070 号

医道还真

张华民　著

出版发行：宗教文化出版社

地　　址：北京市西城区后海北沿 44 号　　（100009）

电　　话：64095215（发行部）　 64095211（编辑部）

责任编辑：赛　勤

版式设计：陶　静

印　　刷：河北广森印刷科技有限公司

版本记录：170×230 毫米　16 开本　16.5 印张　180 千字
　　　　　　2010 年 5 月第 1 版　　2021 年 7 月第 3 次印刷

书　　号：ISBN 978-7-80254-263-1

定　　价：76.00 元

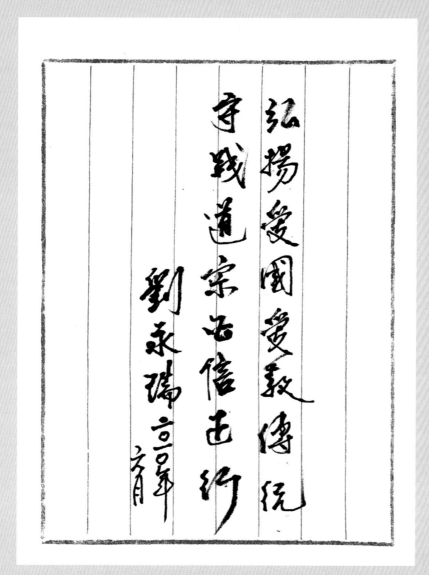

弘扬爱国爱教传统

守践道宗正信正行

刘永瑞 二〇一一年 冬月

中共河北省委常委、统战部长刘永瑞题词

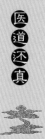

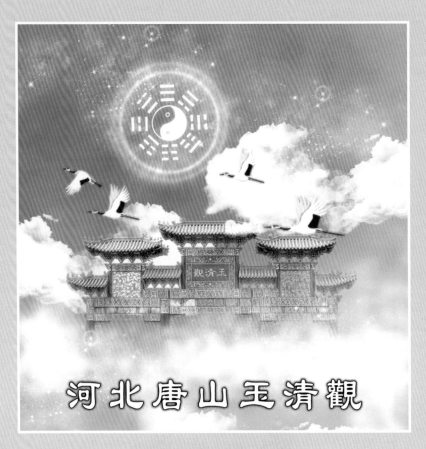

河北唐山玉清觀

玉清观记

　　玉清古观，处冀东之域，倚燕山之脉，傍滦水之畔，望渤海之滨，立石城（唐山市开平区，古称石城）垣内，聚亿万年之钟秀，享千百年之香火。山水环抱，京津毗邻，鸾翔凤集，人杰地灵。黄帝问道而登空同，轩辕学仙而礼广成，鼎湖跨龙以飞升，仙宗道脉，由之滥觞。昔古孤竹国君，嗣子伯夷叔齐，立次子为储君。国君殁，齐让伯夷，夷不受而遁，齐不立亦逃。闻西伯善养老，相偕欲适周。当值盛夏，路过石城之地，腹饥口渴，踌躇间，突现一淙清泉，汩汩而流，急掬泉水，捧之尽饮，入口温如玉，至腹冽沁腑，饥渴顿消。昆仲绕泉徘徊，流连忘返，决意结庐而居，烧茅修炼以求仙。其玉浆清泉，即后世之玉清古井也。数年后，往西岐，复隐首阳山中，不食周粟，杳失所踪。燕君昭王，遣使求不死药，入海登蓬莱方丈，卜地石城合药以炼丹，其丹炉遗迹尚存井隅也。秦皇寻神山，觅仙药，游碣石，尝饮玉清之水，顿改容颜，身轻而转体健。张陵演教，天师布道，桓灵帝间，有观筑于古井之旁。葛洪炼丹，鲍姑侍鼎，寻仙访道，置炉立于灵泉之侧。唐王东征，屯兵大城，山赐唐姓，筑立石城，二百余丈。有随军道士，长于望气，见紫霞缥缈如飞鸾，仙气凝聚似丹鼎，遂离军隐居，潜修仙道，升举而去。刘操仕燕主，居相位，正阳垒卯以度化，易号海蟾子而学仙，为演清净无为之宗，以道全形之旨。复遇吕祖纯阳于原野，饮玉清之神水，授以金液还丹之秘，遁迹修真，得成仙道。丘祖长春真人，会元世祖于雪山，赐号神仙，颁虎符玺书，掌天下道教。越二载，驻鹤燕京，大阐玄风，道侣云集，化道十方，建宫立观，设坛作醮。丘祖座下，有一弟子，结庐于石城，立宫于井侧，见水清泠，故题观名曰澄清，祀三清之真容，布道德之宝章，香火鼎盛，终日不绝。几经兵火，焚毁殆尽。明永乐间，召仙真三丰张真人于金阙，犹龙不见，惟隐迹名山，藏身大川，隐显游戏于人间。一日携弟子游蓟北，途经石城，睹残垣败瓦，黯然神伤，咐弟子云："此地古炼丹之处也，尝有观名澄清，惜毁于兵祸，留汝此地，募修宫观，异日将兴。玉清之境，始气化成，元始天尊所居之仙宫。其有井亦曰玉清，乃古仙遗迹，以之为观名可也。斯井水清如玉，可传淮南王之术于乡里，授做豆腐，济养百姓，以解温饱，亦可彰我仙家飞丹砂而点灵汞之玄妙也。以火炼金而丹成，今岁丙申，正其值，玉清当兴，因缘所定。越五百余年，火燥土焦，木以犯土，当有浩劫，观迹随毁。金木交并，九返还丹，观必重兴，香火复盛也。"真人语毕，飘然而去。弟子遵真人之命，修道观，兴香火，并用古井之水，盐卤以点豆汁，其术不日而风行四乡。以玉清神水所点之豆腐，质地柔嫩，晶莹如玉，味道鲜美，烹调得味，有远胜燕窝之美誉。光绪初，开平建矿，近代工业之始兴，人口增多，商贾云集，成京东之重镇。玉清观，历数百年之风雨，几经增葺，规模宏大，坐北朝南，处石城西门外，火神关帝二庙侍立左右。岁临丙辰，乙未之月，地动山摇，突发地震，房屋摧倒，楼宇化为平地，玉清观亦随之毁塌。多难而兴邦，艰苦而奋志。唐山儿女，意坚志强，抗震自救，恢复建设，经廿余年之拼搏，重塑辉煌于冀东，再兴繁荣于滨海。玉清古观，亦得之以复建也。董道长崇文，号文道子，讳沛文，皈依全真，嗣教龙门。董道长乃著名实业家，河北省政协委员。清秀浑朴，端庄大方，谈吐间声和语慢，儒雅温和，亲切近人，无烟火气息，真道家风范。幼读诗书，博阅经籍，早年隶职企业，后弃职经商。历经多年之艰辛，饱尝恒沙之磨砺，奋志不懈，果业斐然。荏苒光阴，感人生如梦。芸芸众生，名利绊身，几失真我；追名逐利，沦丧道德，世风愈下；人心不古，禀赋天和，损耗殆尽。甲申冬月，睹道观之残垣，望断壁之朽木，不忍坐视，乃盟愿发心，斥以巨资，再塑三清真容，复兴玉清古观，上接轩辕遗教，绵老圣之心传；下振道门宗风，扬钟吕之秘旨。洵属不愿独善己身，达而兼善天下者也。国运隆，有祥瑞。吉士出，观必兴。玉清之塌毁复建，斯应仙真之谶语乎？复建之玉清观，由政府拨地廿余亩，座落于开平老城遗址北门外，坐北朝南。正南牌楼，雄伟壮丽，气势非凡。牌楼之上，手书玉清观三大字，字劲苍道，金光闪灿。由南往北，大殿三重，依次为灵官殿、文昌殿、玉皇殿。再之往后，乃高达三层之三清殿。配殿分列左右，香炉鼎立案前。各殿建筑，风格迥异，却又有异曲同工之妙。主殿气势宏伟，雕梁画栋，斗拱飞檐。配殿小巧玲珑，精工细做，结构严谨。每重殿内，绘有壁画，均乃道教典故，及山水人物，供游人香客之观赏，劝善以净化人心，使之人人奉善，不为恶习之所染。纵观整个道观，红墙黄瓦，苍松翠柏，具浓厚道教古韵之风貌，与开平古艺街遥相呼应，珠联璧合，古文化之气息犹若天成。观内奇花异草，绿树成荫，鸟语花香，缤纷争艳，游人云涌，香客不断，祥烟缥缈，紫气鸢飞。道教独具之仙乐，道众诵经之天韵，不时幽然入耳，仿佛置身于仙境之中。玉清古观，重焕仙容，琳琅殿阁，日臻完善，谋公益之慈善，造大众之福祉，弘文化之传统，扬道教之祖风，殊为唐山福地洞天之胜境，河北仙府宫观之翘楚。诚邀国内之羽士道子，喜迎海外之仙客高真，会四洲之宾朋游人，接五湖之善信男女，驾临驻鹤，共庆国昌，同祈太平，是幸甚哉。

道历四千七百六年岁在己丑

唐山玉清观道学文化丛书

学术顾问：

　　李光富　中国道教协会会长

　　张高澄　中国道教协会副会长

　　孟至岭　中国道教协会副会长

　　黄信阳　中国道教协会咨议委员会副主席

　　牟钟鉴　中央民族大学教授

　　胡孚琛　中国社会科学院教授

主　　编：

　　董沛文(董崇文、文道子)

执行主编：

　　盛克琦

编　　委：(排名不分先后)

　　　　董沛文　赵明远　杨　琦　张　硕　马中良
　　　　谢路军　杨金山　郑德华　郑淑红　郑淑梅
　　　　陈全林　董文佐　孙　哲　果兆辉　滕树军
　　　　周全彬　盛克琦　马　波　吴　晟　冯新宇
　　　　郑　丹　龚　威

目　　录

唐山玉清观道学文化丛书

序 一

任法融

　　董君沛文,余之旧知,修太上之大道,传龙门之法脉,扶玄元教。悟大道之理,兴实业以济世;契圣祖之心,用慈俭而化人。投数千万巨资,复兴玉清名观;历五六载苦功,重塑仙真金身。昔日捐资于学府,助学者编辑圣典;今则统众于京都,携道友点校仙经。经书流通,可辅正道之传承;道术修炼,能健国民之身心。

　　道依教传,法随文化,经能载道,书可救世。道法经书,玄门之珍宝;历祖仙真,太上之法裔。余注《道德》,讲《参同》,解《阴符》,冀弘道于斯世;栖楼观,住白云,理道协,愿兴教于十方。文字之功不可没,经书之教不可废,道院之根不可除,祖师之业不可亡。今董君发愿,出版圣祖仙真之经书,建立养生修真之道院,乃振兴玄宗之作为,实双修功德之正道。山人闻之,随喜赞叹!

　　是书系总名曰:《唐山玉清观道学文化丛书》。言道学则道教在其中矣,论文化则经法在其中矣。三百年来,道门未能大兴;一甲子际,经书不见普印。虽曰气运,亦关人谋。人能弘道,众志成城。方今之世,政通人和,宗教复兴,信仰自由,正我道门光大之时也。董君应缘而出,邀学界之名流,统道门之同修,整理仙经,出版道书,化道教于日常,传正法于当世,使道流有道书可读,冀信众有道法可习。功益斯民,德泽后昆。

仙学丹道,摄生要术,最宜普世而利民者也。今以吕洞宾、张三丰仙书为发端,继则编陈图南、李道纯、陆潜虚、李涵虚、傅金铨、闵小艮诸仙全集。是则道门罕印之书,名山深藏之典,如能精编精校,广传广化,则太上之道脉能扶,仙真之正法可续。道济天下,德化苍生,斯功巨矣。

唐山玉清观,古仙葛洪访道之处,真人三丰隐修之地。仙迹随道书以神化,大道借名观而传承。经千年风雨以护道,因国初地震而败落。董君沛文,睹道观之残垣,望断壁之朽木,不忍坐视,乃发心重建玉清道观,再塑三清真容。今则观成而道化,复思经教而民敦。劝善化人,移风易俗,敦伦尽诚,此道教之所当为也;养生强身,修真还丹,羽化飞升,此道士之所当修也。劝善当藉经教,修真须知法诀。道观容道流而弘化,道书载道法而育仙。则知胜地非常,经书宝贵,仙诀难得,因缘殊胜。

书将成,董君索序于余,乐而述之,与共勉焉。

岁在戊子年古历八月十五日于京华白云观
(作者系全国政协常委、中国道教协会会长)

唐山玉清观道学文化丛书

序　二

康志锋

　　道教既是一种宗教也是一种文化,中华民族传统文化以道学文化为根基。博大精深的道教文化不仅是中华民族传统文化的重要组成部分,也是中国传统文化的宝贵遗产。道教文化内涵十分丰富,"人法地、地法天、天法道、道法自然"言简意赅,是道教对宇宙万物对立统一规律的高度总结概括。道教中的诸如道法自然、尊道贵德、清净无为、返璞归真等理念,为许多思想家、政治家、文学家、教育家乃至普通百姓所尊崇。古往今来无数人都从道教文化、从《道德经》汲取过智慧和营养。

　　中华民族创造了灿烂瑰丽的中华文化,作为土生土长的道教在长期发展的过程中积累了众多的经论典籍,对于哲学、文学、艺术、医学、化学、天文、地理等方面都产生过重要影响。《道德经》可谓道教文化的奠基和代表之作,《道德经》在中华文化史上产生的重大而深远的影响是不可估量的。

　　道教的宗旨是修仙成道、济世利人。道学文化的精华在于其性命学说,也即道教养生。作为中国传统文化根柢的道教,挖掘利用其积极因素,为人民服务,为社会服务是道教义不容辞的责任。

董沛文道长自皈依道教以来，信仰虔诚，道风纯正，学识丰富，一直热衷弘扬中华优秀传统文化，长期致力于道家典籍的保护整理工作，且学以致用，尤其对道教养生情有独钟，无论是经商还是修观都乐此不疲，精神实在可嘉！近年有缘与董道长相识，深感其对道教事业的热忱，近知他再次斥资策划编纂《唐山玉清观道学文化丛书》，颇为感慨，略叙管见，是为序！

　　　　　　　　　　（作者系河北省民族宗教事务厅副厅长）

唐山玉清观道学文化丛书

序 三

董沛文

中华民族历史源远流长，文化丰富璀璨，中国是世界文明古国之一。华夏文明据传说肇始于轩辕黄帝，教导民众播五谷、创文字、制衣冠、作历律、定算数、立音律、造舟车、创医学，开创了中华民族的古代文明之河。黄帝战蚩尤，平叛乱，立为天子，居五帝之首。访天师岐伯，问疗病之方，作《内经》，用以解除人民的疾病痛苦。登空同山，拜广成子问道学仙，佐五谷而养民人，用以强健黎民的体魄，延长民众的寿命，道统仙学由此而滥觞，道教也由此而初具雏形。

民族的根基在于传统，一个民族之所以成为独立的民族，关键在于他的传统，它是民族的旗帜，是区别于其他民族的显著标识。没有自己独特传统的民族，不能保持自己民族传统的民族，已经不是一个独立的民族，更不会有独立的民族精神和民族个性。华夏民族的传统，就是五千年的历史，就是民族一脉相承的国学文化。弘扬国学，弘扬传统文化，就是发扬爱国主义精神，是民族精神的皈依，民族精神得以独立，才能将中华民族腾飞于世界民族之上！

从文化角度看，中华民族的传统来源两个方面：一是道家，创立于史官,以《老子》为代表,崇阴尚柔,提倡静、柔、谦、弱、下、和之六德。道学文化,实际是继承了母系氏族文化传统,拥有几十万年的实践和发展经验,是成熟的"传统文化",是华夏民族的"老传统",是我们民族文化的原始基因。二是儒家,创立于孔子,曾问礼于老子,以《诗》、《书》、《礼》、《易》为代表,贵阳贱阴,推行仁、义、礼、智、信之五常。儒学文化,是继承了夏商周三代的父系氏族文化传统,拥有四五千年的实践经验,是渐进成熟的"传统文化",是华夏民族的"新传统",是我们民族文化原始基因的外延和发展。战国时期的"百家争鸣",不过都是在祖述道家,我们应向以《老子》为代表的道家文化中发掘智慧!

鲁迅先生在《致许寿裳》的信函中说:"中国根柢全在道教……以此读史,有多种问题可以迎刃而解。"研究中国科学技术史的著名学者、英国皇家科学院院士李约瑟博士也曾强调:"中国如果没有道家思想,就会像是一棵某些深根已经烂掉了的大树。"

东汉时期张道陵以道家之学为基础,吸纳原始巫觋之术创立"五斗米道"和以《太平经》为经典的"太平道",都是早期的道教。从此,道学与道教合流,道学与道教并行不悖,不明道学不足以识道教,不知道教不足以悉道学。

道学和道教不是普通民众眼中的消极、陈腐、浮妄的封建迷信学说,更不是教人离群寡居、消极厌世、不近人情、行径怪异的乖巧邪说,而是非常积极的文化,解决人们日常生活中方方面面的所想、所需和所求,所涉及的范围非常广泛,上到朝政辅国,下到衣食住行,是非常注重实践的实用文化。道家之学,有帝王御政之术,有辅国经世之略,有强兵战胜之策,有经商治业之谋,有冶炼烧制之方,有祛病延年之药,有服食驻颜之饵,有导引强身之技,有御敌抗辱之功,有夫妇床笫之戏,有预知未来之占,有趋吉避凶之法,有长生不老之丹,有修心养性之道,有飞升轻举之秘,有祭祀先人之礼,有超度亡魂之仪,有祈祷太平之醮,有怡情冶性之乐,可见道学、道教覆盖面之广,凡是人们之所想,必有与之相应的技术和方法。因此道学、道教,是以人为本之学,是人性化之教,是人生不可缺少、不可不学的文化和信仰。道教经典《度人经》中说:"仙道贵生,无量度人",充分体现了道学和道教贵生度人的特点。仙学养生大师、前中国道教协会会长陈撄宁(1880－1969)就曾指出"仙家唯生的宗旨",并且说:"神仙之术,首贵长生。惟讲现实,极与科学相接近。有科学思想、科学知识之人,学仙最易入门。"(陈撄宁《读〈化声自叙〉的感想》)

　　古代道家道教圣贤真人,无不利用自己的道学智慧建功立业,标名青史,垂德后世,为道家学子立行的典范。黄帝为天子,"且战且学仙",登空同问道广成,鼎湖跨龙升举。太公吕望辅佐武王,立周天子八百年基业。老子为柱下史,走流沙而化道西域。范蠡献妙计帮助越王勾践复国,三年灭吴,后封金挂印,乘舟泛五湖而去,遵循了道家"功成名遂身退,天之道"的教诲。后定居于陶,自称陶朱公,经商积资巨万,后散给黎民,曾"十九年之中三致千金",真是"天生我材必有用,千金散尽还复来"。陶弘景归隐山林,心存魏阙,梁武帝"每有吉凶征讨大事,无不前以咨询,月中常有数信,时人谓为山中宰相"。(《南史·陶弘景传》)吕祖曾中进士,刘海蟾为燕相,重阳应武举,三丰做县宰。诸葛亮、徐茂功、刘伯温等,更是人们耳熟能详道家人物。

　　道教中的仙人、真人的境界更是让人魂牵梦绕,遐想向往。《庄子·大宗师》中说:"何谓真人?古之真人,不逆寡,不雄成,不谟士。若然者,登高不栗,入水不濡,入火不热,是之能登假于道者也若此"。"古之真人,不知悦生,不知恶死,其出不欣,其入不拒;翛然而往,翛然而来而已矣。不忘其所始,不求其所终;受而喜之,忘而复之,是之谓不以心捐道,不以人助天。是之谓真人"。"其好之也一,其弗好之也一。其一也一,其不一也一。其一与天为徒,其不一与人为徒。天与人不相胜也,是之谓真人"。这就要求真人能看破世俗的成败得失,能看破生死以及人生旅途上的生命价值,在行为状态上与道合真。能够树立天人合一的宇宙观和生态观,不掠夺大自然,不戕天役物,要与自然界万物和睦共处。真人在生活态度和精神面貌上更要保持一股中和之气。《汉书·艺文志》叙神仙云:"神仙者,所以保性命之真而游求于其外者也。聊以荡意平心,同死生之域而无怵惕于胸中。"

《黄帝内经·素问·上古天真论》中说:"黄帝曰:余闻上古有真人者,提挈天地,把握阴阳,呼吸精气,独立守神,肌肉若一,故能寿敝天地,无有终时,此其道生。中古之时,有至人者,淳德全道,和于阴阳,调于四时,去世离俗,积精全神,游行天地之间,视听八达之外,此盖益其寿命而强者也,亦归于真人。其次有圣人者,处天地之和,从八风之理,适嗜欲于世俗之间,无恚嗔之心,行不欲离于世,举不欲观于俗,外不劳形于事,内无思想之患,以恬愉为务,以自得为功,形体不敝,精神不散,亦可以百数。其次有贤人者,法则天地,象似日月,辩列星辰,逆从阴阳,分别四时,将从上古合同于道,亦可使益寿而有极时。"揭示了仙人、真人是"此其道生",是可以通过修炼达到的,不仅仅是神话小说中编造的美丽故事。南宋陈泥丸在《翠虚篇·丹基归一论》中说"一阴一阳之谓道,道即金丹也,金丹即是也。古仙上灵,诏人炼七返九还金液大丹者,是乃入道之捷径耳。"白玉蟾《紫清指玄集·鹤林问道篇》中也说:"夫金丹者,金则性之义,丹者心之义,其体谓之大道,其用谓之大丹,丹即道也,道即丹也。"因此道教内丹学就是通向仙人、真人境界的阶梯,人们只要修炼成大丹,便成了驻世逍遥快乐的仙真。

道教内丹学是参天地、同日月、契造化的金丹大道,又是返自然、还本我、修性命的天人合一之学,源远流长,肇始于伏羲、神农、黄帝上古时期,与道学同源,乃中华民族传统文化的瑰宝。老子、庄子集其成,阴长生、魏伯阳、葛洪、魏华存奠其基,钟离权、吕洞宾、陈抟、刘海蟾将内丹学理论体系发展成熟,大开法门传道,从此内丹流派纷呈。北宋以来,直至明清,丹道流派大多都上溯钟(钟离权)、吕(吕洞宾),宣称是钟吕门下,由之又分为南、北、中、东、西五大流派。南宗创始于浙江天台张紫阳(984－1082),名伯端,有《悟真篇》、《金丹四百字》、《青华秘文》等;北宗创立于陕西咸阳王重阳(1112－1170),传全真七子,尤以长春真人丘处机创立的龙门派,广开教门,至今传承不衰;中派肇始于元朝李道纯,其本是南宗白玉蟾门人王金蟾的门人,入元后加入全真道,因之调和南北两派之学于一炉,被丹家尊为中派。东派创立于扬州陆潜虚(1520－1606),名西星,著《方壶外史》、《三藏真铨》等。西派创立于清道咸年间李涵虚(1806－1856),著有《道窍谈》、《三车秘旨》等。

世间芸芸众生求财、求禄、求寿、求平安者,如过江之鲫。然其中最难求者就是"寿",千古一帝秦始皇,权倾天下,富有四海,却求"寿"无门,望"寿"而叹。而道教之内丹仙学文化中服食、服药、辟谷、导引、胎息诸术,恰是养生长寿、长视久生之妙术。

内丹学,陈撄宁会长早年称之为"仙学","盖神仙者,乃精神与物质混合团结煅炼而成者。"(陈撄宁《答复浦东李道善君问修仙》)以法、侣、财、地为修仙炼丹的四大条件。法,就是丹道法诀,是内丹修炼的具体操作功程,其理法存于丹经道书,其关键秘密处则在于口诀,必须由师父口传才能掌握丹诀次第和火候细微。侣,就是修真的道侣丹友,结伴共修大道,同参玄机,互相扶助,过大关防危虑险之时更是不能缺少;阴阳丹诀中的金鼎、火鼎、水鼎,也属于侣的范畴。财,就是修道用的资财,一是访师之用,有"法财互施"之说;二是备制炉鼎器皿之资;三是在日常生活中的支出。地,就是事宜从事修炼的洞天福地。从事修炼,首要必须培养积功累德,以增福培慧,所谓"道高降龙虎,德重鬼神钦",更有"有道无德,道中之贼"之说。做"一个高尚的人,一个纯粹的人,一个有道德的人",才是一个完整的"全人",才有资格修炼丹道,仙经谓:"欲修仙道,先尽人道;人道不修,仙道远矣。"所以内丹学不是普通的信仰,是真知践履之学,不仅仅是养生全形、延年长寿之学,更是"一套凝炼常意识(识神),净化潜意识(真意),开发元意识(元神)的心理程序"。丹道具有净化人之心灵,塑造人之道德,化解心中之恶,走向至美之善。内丹学可以树立正确的人生观、价值观、道德观,培塑人们的道德情操,必然会在构建和谐社会中发挥积极的作用。

　　访师求诀自不可少,但是真师难遇,真诀难得。陈撄宁会长早年耗费五六年的时间寻师访道,结果"都是空跑",自思"这样的寻访,白费光阴,还不如自己看书研究,因此遂下决心阅览《道藏》。"(陈撄宁《自传》)历经数年苦读,参悟《道藏》中所秘载的丹诀道法,终成为一代仙学巨子、养生大师,新中国成立后参与筹备道教协会,曾被选举为会长,教内有"当代太上老君"之美誉。丹道法诀尝隐藏于丹经道书之中,博阅丹经,广参道典,不失为没有条件访师者的首选。近年虽然有《道藏》、《藏外道书》、《道藏辑要》、《道藏精华》、《道书集成》等大型丛书影印刊行,然而仅一部《道藏》就五千四百余卷,浩如烟海,普通读者焉有时间逐卷研读?另外,这些丛书都是影印出版,竖版繁体,不利于阅读,同时价格昂贵,普通读者购买颇为吃力。

余自幼就非常爱好传统文化,对于古籍经典苦读孜孜不倦,常通宵达旦,乐之不疲。及长进入工作岗位,每以微薄薪金购书渴读。因缘所致,弃职经商,尝将所学到的道家玄妙思想用于为人处世之中,事半功倍。庚辰年皈依道教,承嗣全真龙门派二十六代薪传。从之深研道家文化,遍游洞天福地,寻仙访道,拜师学艺,研习养生术,体悟道教之奥妙精深。甲申冬月,斥资复建唐山玉清观,再塑三清真容。古时玉清观,在开平古建筑中,是规模较大的一座庙宇。坐落在开平西城门外,火神庙与关帝庙之间。坐北朝南,始建于汉代,初毁于宋,复建于明,后毁于唐山大地震。再建的玉清观,坐落在开平老城遗址北门外,坐北朝南,由政府拨地二十余亩,总体建筑面积约九万六千平方米。完成建筑后的玉清观与开平古艺文化街遥相呼应,形成浓厚的古文化氛围。丙戌年,唐山道众发起筹建唐山市道教协会,被推选为道协负责人。

宫观虽立不可无文化,道士虽众不可无道统。文以载道,书以救世。且玉清古观,乃古仙合药炼丹之地,三丰隐居修炼之所,与丹道仙学早已结下千古之殊缘。故邀请专家学者为顾问,携手道门同修为编纂,将浩如烟海的道书古籍加以整理校订,首以吕祖、三丰之仙书为发轫,继理陈抟、李道纯、陆潜虚、李涵虚、傅金铨、闵一得诸仙书道籍,编纂为《唐山玉清观道学文化丛书》。丹经道书,几经传抄翻刻,鱼鲁豕亥之处颇多,影响阅读,也不利于道教文化的传播。本此点校整理,务求善本,必致精良,努力使《唐山玉清观道学文化丛书》成为名山深藏之宝典、道流渴读之仙籍,予愿足矣。

在编纂本丛书的过程中,先后得到中国道教协会任法融、张继禹、黄信阳三位会长的鼓舞,得到中央民族大学牟钟鉴教授、中国社会科学院胡孚琛教授的赞许,也得到河北民族宗教事务厅陈会新厅长、康志锋副厅长、王兴社处长等领导的支持,在此一并表示衷心地感谢!

岁在戊子识于唐山玉清观

(作者系河北省政协委员、唐山市道教协会会长)

序

张茂生

《医道还真》之作者张华民道友是我的同道，同好与挚交。初识张道友是我人生中之一大幸事，五年前我因身体久处亚健康状态，似病非病，只能中医调理，随即四处寻医问药，却均未见效。后在居家附近一诊所巧遇一老中医，这为老大夫中等身材，略显瘦削，却声若洪钟，精神矍铄，为人热情体贴，而且医技高深。初药即效果明显。这为老中医就是张华民道友。俗话说"效不更方"，我亦效不更医。即一而再，再而三的求助这为悬壶济世的老中医。久而久之，医外闲谈也多了，闲谈投机心底话也多了。我和张华民道友却原是道门中人且同门同宗，爱好亦相近。此次医外收获令我喜出望外，真正是相见恨晚，遂成莫逆，并改称道友。在张华民道友的精心调理下，我的病态很快得以康复。张华民道友医好我的病又同道同好。常言说得好"千金易得，挚友难求"。我因病得友岂不是我人生的一大幸事么！

我与张华民道友的多年交往，对其了解也愈加深透。他不但医术精湛，而且对每位求医者都如同亲人般呵护；精心诊治，且关爱有加。诸多患者都成了他的朋友，大多被治愈的求医人差不多都联络邻里乡亲的患者齐来求诊。

张华民道友向来以传承中医学为己任，且对其不断加以深研弘发,并在"知命"之年决定把平时治病疗伤的经验总结下来,并分类刻印成书。这部书就是古来被称之为医案的著作。

　　大家知道医学就是人类与疾病斗争之产物,医案则是医生临床经验的必然结晶。纵观历史,早在两千多年前的春秋战国时期就有"岁终则治其医事"(《周礼·天问·医师》)记载,这里所言之"医事"就是医案,是记录医案的最早线索,但这里所言的"医事"只是为了决定医师的俸禄。真正有籍可查的医案是西汉时期的史学家,文学家司马迁《史记》所记载的仓公诊籍,这是医案发端之渊源;其文云:"今意所诊者,皆有诊籍。所以别之者,医意所受师方适成,以故表籍所诊,期决死生,观所失所得者合脉法,以故至今知之。"(《史记·扁鹊仓公列传》)此书所载之仓公医籍虽只二十五例,却是史载之第一部医案。东汉末年的大医学家张仲景的专著《伤寒杂病论》一书,不但开启辩证论治之先河,其所列的397条各种外感寒热病症的"病脉论证及治法"皆源于医疗实践。后人亦颂其为397条医案。史至三国时期名医华佗的疗病记载只有16条病案,但是他们只记录在《三国志·华佗传》中,不属于专籍医案。到唐朝时期道士、大医家,被后人誉为"药王"的孙思邈之《千金要方》、《千金翼方》,为中华民族的医案专著。宋元时期传统中医达到鼎兴时期,医案医学专著盛行于世。宋代中医大家许叔微的《伤寒九十论》是我国现存的比较完整的医案书籍。宋元时期之前的医案著作大多是杂项及综合性的,通论各医家的案例。到明朝个人专著医案始行于世,如汪石山的《石山医案》,孙一奎的《生生子医案》,薛己的《薛氏医案》和清朝的喻家言的《富意草》等。历史演进至近现代,医人进一步认识到医案的学术价值,近代国学大师章太炎就曾画龙点睛的指出:"中医之成绩,医案最著,学者颇求前人之经验心得,医案最有线索可寻,循此研究事半功倍。"古今中医医案是中医学界的伟大宝库重要组成部分和珍贵财富。学习中医忽略前人医案,就难入其经。从事中医者不研究诊治医案,就更难入其堂奥。

综前所述,可以略知中医医案的发展概况,认识到医案对整个中医学的弘扬发挥作用。张华民道友深谙此中奥义,决心秉承弘扬中医学之大志,为更多人研习中医,不保守,不隐秘,竭尽全力促成自己医案的编著和发表。此举乃是道教教义之"无为无不为"大道的体现,颇令人感动。我作为他最亲密的道友,深赞此一举,并愿这部医案作序,也算为发展中医学稍尽绵薄之力吧!

己丑年仲秋匆书于唐山玉清观

前　言

余写这本《医道还真》的小册子的初衷是为了进一步弘扬和提高祖国的传统医学，数千年来我们华夏民族赖以生息、繁衍、祛病、疗伤，全靠我们传统医学；它独特的理论，神奇的方剂，以"望、闻、问、切"和"辨证施治"的治疗原则让我们中华民族无比的强壮和人口众多；这是任何一个其他国度都无法和我们相类比的，这就是中华传统文化的高深之处。所以中医药是我们祖先遗留下的瑰宝，也是我们中华民族的骄傲。作为一个中医工作者，是有义务，有责任，把这些宝贵的文化传承下去发扬光大。

由于受西方医学的影响，现在我们的中医学日渐衰落，正处于一种低迷的状态；一些老中医大多已年过花甲进入了垂暮之年，而一些年轻的中医学者又很少，大有青黄不接的态势。如果再不想办法拯救中医，我们祖先数千年传承下来的文化遗产将要丧失殆尽，这是一件十分悲哀而又十分可怕的事情。

有数千年历史的中医学是中华文明的重要组成部分。黄帝内经到医宗金鉴数千年的经验积累，让我们的传统医学有了一整套严谨而又规范的医学理论，从药学到临床等，它的理论精华是其它任何理论都不能替代的；尤其是它的独特性、神奇性，更是让西方人感到无比的奇妙和神秘。那些让西医头疼的无法治疗的奇、难、怪病，通过中医的辨症论治，进行阴阳的调整，脏腑、经络的疏通；运用"汗、吐、下、和、清、温、消、补"等八法，都能取得很好的疗效,而让那些西医学惊叹。

现在总有一些人把传统的中医学按现代医学理论来评定,这是对中医学的一种误解。因为中西医的理论是不能混合为一的,因为它们从本质上是不相同的两种概念,以西医的方式研究中医是根本行不通的。比如说,脉学是中医学的重要组成部分,用西医学的方式如何评定脉学的准确性? 这就是祖国医学的奇特性。因为脉学是数千年来一代又一代的先贤们根据经验积累而总结出来的一套完整的诊断学理论,无法用西医理论解释和评定的。

还有中医药的药剂学,处方学,都是数千年来先贤的经验积累一个好方剂,数千年,数百年都在延用,其独特的疗效令人叹服,故古人所留传下的名方,名药至今沿用不衰。为什么呢? 就是因为其疗效好。我们又有什么理由不把这些好的东西,好的经验传承下去呢?

余自入世行医以来,一直以发扬传承中医为己任,尽管能力很微薄,但我依然想把自己的绵薄之力发挥出来;如果我们所有的中医工作者都努力去做,也许对中医药的逐渐衰退起到一些作用的。

在写这本书的过程中得到了唐山道教协会会长董沛文先生的大力帮助和支持,在这里表示由衷的感谢。

由于本人学识浅薄,书中难免会有很多谬误,还望同道中人指正为盼。

张华民

常见病病脉论证及治法

加味补阳还伍汤治疗脑血栓的体会

补阳还伍汤方药:黄芪100g 当归15g 川芎15g 赤芍12g 桃仁12g 红花12g 地龙10g

加味:菊花30g 葛根30g 丹参30g 水蛭10g 降香15g 牛蒡子15g 莱菔子10g

补阳还伍汤自清代王清任先生创方以来,众多医家沿用此方药治疗脑血栓获得了很好的疗效。笔者用补阳还伍汤加味治疗脑血栓及脑梗塞等后遗症多例,在临床上都获得了成功,并认为其治疗机理可分为以下作用。

一、益气扶正:方药中运用大剂量黄芪,在临床上黄芪对机体具有增强免疫力的功能,提高机体组织代谢能力,增加心脏功能,提高营养性血流量,使大脑供养增强,激活和促进脑细胞的再生。

二、活血化瘀:方药中的川芎、当归、桃仁、红花、水蛭等活血化瘀的药物,能降低血液粘稠度,抑制血小板栓和纤维蛋白血栓形成,扩张心脏肢体等血管,增强心肌收缩力,减缓心率,加强氧代谢,提高机体耐缺氧能力,由于心肌收缩力加强,使输出量加大,营养性血流量提高,使细胞的再生能力加强,在临床上这些症状得到减轻和改善。

三、疏风泄热降压潜阳:方药中菊花、葛根、牛蒡子等均能平肝泄热,疏风活血,有熄风解痉扩张周围血管起到降低血压,调整血液流量,缓解大脑压力,使得机体症状得到有效的改善。

脑血栓、脑梗塞大多以肢体麻木不仁,半身不遂或语言障碍,神志不清等症状,通过方药治疗后,大多数机体都能获得比较满意的疗效,获得康复。

患者尹XX,男,65岁,开平。就诊时右手轻度麻木不仁,右腿乏力。诊其脉浮大虚缓明显中风先兆,有清度梗塞症状。嘱其速速服药,否则后果堪忧。当即立方取药三剂,服药后症状明显改善。又取药三剂后,右手麻痹感消失血压下降正常。又取药五剂巩固共服药十余剂,症状全失恢复正常。

补阳还伍汤加味立方:黄芪50g 当归15g 川芎15g 红花10g 桃仁10g 地龙10g 丹参30g 降香15g 牛蒡子20g 赤芍15g 白芷10g 菊花30g 葛根20g 石决明30g 莱菔子15g 车前子20g 生甘草10g

中风

中风之证古人分为中经、中络、中脏、中腑之说。但不论是中经、中络、中脏、中腑皆因人真气内伤,营卫空疏不固,痰随风动,使人口眼歪斜或卒暴僵卧或为四肢不举或为麻木不仁或为偏枯等证候。

中风虽为风证,但绝非外来之风,中风之风由于身体素虚,肝风内动,风动则痰涌,造成血脉阻滞,营卫受损致使筋脉拘急痉挛而出现诸多征兆。

古人认为中风之症,不论中腑、中脏、中经络、中血脉从总体而言,脉为血之隧道,荣则和柔,亏则不遂,热则驰纵,寒则拘挛;然气为血之帅,真气充盈,血道自通;真气亏虚,血难运行。

为什么人之中风大多以身体半边出现麻痹不仁之证候呢?因为人之躯体,一半属阳,一半属阴;中风之证又会造成人体的阴阳失衡,或为阴病,或为阳病都于人体平素或阴虚,或是阳虚;所以在发病之时阴阳受损,病重之侧则是或阴,或阳有病之侧。

为什么男性多发病在左侧呢?因左侧属阴,属血,而男性多气旺而血虚,也就是多阴虚,故多发病在左侧。而女性多血旺而气虚,故多发病在右侧。这就是大家常说的男左女右之别。

古之治疗中风之症多以参、术、芪、附之类的药味已保元阳;天麻、防风、南星之类祛风逐痰,故其疗效不甚显著;但清代明医王清任先生认为之所以患有中风之症,皆因正气亏虚,血液循环受阻,瘀血阻滞了经脉,故而出现中风、中庚、中经络、中脏腑等症状不同和轻重不等的各种病症。

这些病证皆由瘀血阻滞经脉的程度不同而症状也不同而已。故立下了名方"补阳还伍汤"以补气、通络、活血、化瘀为主,这在医学史上是一重大的突破,从而改写了中风之类病症的医治方案,使众多的中风及后遗症患者得到很好的治疗而康复。

脑梗塞

脑梗塞属于中风范畴。由于正气不足,血液循环不良造成脑血管血流减缓继而导致大脑供血供养不足,使患者出现一系列症状。如偏枯、半身凉麻或语言障碍或半身不遂等反映。治疗则应以补气、活血、通络为主。古方补阳还伍汤对此类病症极为有效。可根据各种症状的不同反映而进行加减对症治疗。笔者曾以此方为主通过辨证施治多种脑梗塞、脑血栓、脑出血后遗症进行治疗都取得了极好的效果。

立方:黄芪 60g 红花 10g 桃仁 10g 地龙 10g 当归 15g 川芎 15g 白芷 10g 牛蒡子 20g 桂枝 15g 菊花 30g 葛根 20g 丹参 30g 降香 15g 僵蚕 10g 茯苓 15g 车前子 15g 焦三仙各 15g 莱菔子 15g 生甘草 10g

失眠

　　中医称不寐。多因劳神过度,血不能养心,忧思郁结,阳气衰弱或胃肠不和,火热痰郁,气机不畅等原因导致。治疗则应以养血安神,解郁舒肝及补脾安神等治疗原则。本节只对血郁性心神不安引起的顽固性失眠进行研讨。

　　患者李XX,女,54岁,迁安人。顽固性失眠数年,长期依赖安眠药,导致形成安眠药依赖性。为了摆脱药物依赖求中医治疗。患者脉象左关沉而微滑,右尺沉而微细弱。故认为该病主因为肝经血郁,脾肾两虚造成心肾不交而致,治疗应以活血开郁,健脾安神为主。服药30剂而愈。

　　立方:当归15g 川芎15g 白芷10g 红花10g 丹参30g 地龙10g 三棱10g 莪术10g 磁石50g 炒枣仁20g 柏子仁15g 茯神15g 珍珠母30g 赤芍15g 木香15g 枳壳15g 焦三仙各15g 车前子15g 生甘草10g

嗜睡

　　患者田XX,男,51岁,古冶区。每天昏昏欲睡,醒后头脑发沉,没有清醒感,脉象沉滑微缓属气血淤滞痰湿闭塞清窍,大脑缺血缺氧所致。则应以补气活血,清脑开窍祛痰为主。患者服药20剂,头脑清醒不在嗜睡。

　　立方:黄芪20g 当归15g 川芎15g 白芷10g 红花10g 赤芍15g 地龙10g 桃仁10g 菊花30g 葛根15g 丹参30g 降香15g 牛蒡子20g 苍术15g 榔片15g 三棱10g 莪术10g 大贝10g 郁金15g 茯苓15g 莱菔子15g 焦三仙各15g 车前子15g

心肌梗死

心肌梗死属心悸、心痛范畴。由于心肌供血不足导致心率失常,心区疼痛,属真心痛,是一种危险严重的病症。

患者楼XX,女,48岁,吉林。患心绞痛住院数次,心电图显示心肌缺血,有心肌梗死的征兆,来唐山我处求中医药治疗。脉象参伍不调,结代现象频发。属心气虚,心血虚的征候。因其长期住院西医药用了很多,身体极度虚弱,面色苍白,少气乏力,正气亏虚,中气不足。治疗则应以补气活血,强心健脾。立方后患者服药20剂后,心悸症状消失,脉象好转,结代之象消失。为巩固疗效患者又取药20剂,服完后其病若失,已如常人。

立方:黄芪50g 红花10g 丹参30g 降香15g 当归15g 川芎15g 地龙10g 赤芍15g 苏子15g 大贝10g 生甘草20g 炙甘草20g 泽泻15g 车前子10g 白术15g 焦三仙各15g 枳壳15g 陈皮10g

气血两亏性心脏衰弱

气血两亏心脏衰弱的病人由正气亏虚导致,气血两亏中气不足造成病人面色萎黄少气乏力,食少便溏,心慌气短,属心脾两亏之症。由于脾虚肾精不足。治疗此类患者首先要大剂量补益气血,益肾安神为主。脾为后天之本,脾气充盈中气自足(气心虚则导致气血虚),治疗补气养血益肾安神。

立方:黄芪30g 党参20g 白术15g 山药30g 茯苓20g 红花10g 丹参30g 降香15g 灵芝10g 枣仁15g 菊花30g 熟地20g 杜仲20g 焦三仙各15g 莱菔子15g 陈皮15g

心动过速

心动过速属心悸范畴,由于肝肾阴虚,心血不足,使之神气不守,心失所养所致。治疗此病应以滋阴养血镇静安神为主。

患者李XX,男,31岁,滦县。患者自觉振发性心动过速,每分钟100－120次,尤其是情绪波动时加剧。脉象数而微滑,尤其肝脉更甚,并且患者心绪不宁,情绪紧张。故立方以活血安神镇静为主。初诊取药10剂服后心悸症状改善,二诊按原方又取药10剂,服后症状消失,三诊又取药10剂巩固疗效。

立方:当归15g 川芎15g 白芷10g 红花10g 丹参30g 生地15g 元参15g 枣仁15g 柏子仁15g 茯神20g 磁石30g 白术15g 木香15g 菊花15g 葛根10g 焦三仙各15g 车前子10g 炙甘草10g

房室性早搏

房室性早搏中医称之为心悸,导致心悸的原因是由于心阴虚或是心气虚所致。如果心率很快,细数微滑为心阴虚,属于阴虚阳浮心肾不交气机不畅使心脏功能障碍,心慌气短,治疗则以活血益气安神为主。

立方:黄芪30g 当归15g 川芎15g 红花10g 丹参30g 降香20g 枣仁15g 磁石30g 生甘草20g 炙甘草20g 泽泻20g 莱菔子15g 五味子5g

如心率偏低而心悸属于心阳虚心气虚,相当于房室传导不良,则应以活血生阳益气为主。

立方:黄芪30g 桂枝20g 当归15g 川芎15g 白芷10g 红花10g 丹参30g 地龙10g 降香20g 黑附子10g 生甘草30g 炙甘草30g 泽泻30g 焦三仙各20g 茯苓15g 白术15g 葶苈子15g

血虚性头疼

血虚性头疼是一种慢性顽固性头疼,大多数以偏头疼为主,是一种妇女较常见的慢性病。此类头痛发作起来多为隐隐作痛,时好时坏,遇冷遇热及情绪紧张等都会发病。其病理主要由于气血亏导致风、寒、湿、痰等外邪因素闭塞上焦使清扬之气不能上升荣脑。虽说是血虚之症其实是虚实夹杂经络不畅所致。故治疗则应以祛风除湿,开郁化痰,养血益为主。

立方:当归 15g 川芎 15g 白芷 10g 牛蒡子 20g 菊花 30g 僵蚕 10g 马勃 10g 羌活 10g 白术 15g 茯苓 15g 蔓荆子 15g 刺蒺藜 15g 葛根 15g 防风 10g 柴胡 10g 车前子 10g 生甘草 10g

风湿性头痛

风湿性头痛多风寒入侵头部经络,有风并多有湿,故使之头痛头重,颈项酸重,后背发沉,怕风怕凉。一遇风冷立刻就隐隐作痛。大多此类头痛病程偏长经久不愈。由于风寒湿等阻塞了清窍使清扬之气不能上升荣脑,风湿寒气不能下降,使气血淤滞而发病。治疗此类病症应以活血祛风逐湿散寒为主。

患者刘 XX,女,45 岁。已经有三年头疼史,怕风怕凉一遇风冷立刻就头痛,长期服止疼药及血管扩张类药物,疗效不理想为根治来求中医治疗。脉象浮缓微滑风湿之象。故立方,后服药 20 剂而愈。

立方:当归 15g 川芎 15g 白芷 10g 牛蒡子 15g 羌活 10g 秦艽 10g 木瓜 15g 苍耳子 15g 菊花 30g 苍术 10g 防风 10g 细辛 3g 黄芪 15g 莱菔子 10g 焦三仙各 15g 车前子 15g 茯苓 15g 桑枝 30g 寄生 30g 僵蚕 10g

阴虚性头痛

阴虚性头痛有别于血虚性。阴虚性大多头痛发作以上午轻下午则偏重,有四肢疲倦手足发热精神不振等症状。

患者刘XX,女,19岁,丰润。该患者每日下午头就隐隐作痛,四肢乏力,夜间睡眠不好多梦易醒。因此不能上学休学已半年。口服西药镇静止痛之类效果不佳。后求中医治疗,诊其脉象细数微滑,属阴虚血热之象。故立方以滋阴养血清热为主。服药20剂愈后已上学。

立方:当归15g 川芎15g 生地15g 玄参15g 玉竹15g 黄精15g 白术10g 山药30g 丹皮15g 骨皮15g 菊花30g 僵蚕10g 刺蒺藜15g 牛蒡子15g 茯苓15g 车前子10g 焦三仙各15g 马勃10g 生甘草10g

心动过缓

心动过缓属心阳虚、心悸的范畴。相当于现代医学中房室传导阻滞。由于阳气内弱心阳不振,导致心气不足,使心血瘀阻。故而脉象一息不足四至。此类病病症虚多实少,故其治疗应以温补心肾壮阳补气活血化瘀为主。

患者张XX,男,50岁,玉田。心动过缓西医诊断为房室传导阻滞,口服西药效果不佳,因其病史偏长一直未愈,故求中医治疗。诊其脉象每分钟不足50次,属迟脉心阳虚心气虚。故立方嘱其应多服几剂方可见效,该患者共服药60余剂,其脉象恢复到每分钟60次左右,基本上已痊愈。

立方:当归15g 川芎15g 红花10g 丹参30g 地龙10g 降香15g 黄芪30g 桂枝20g 黑附子10g 淫羊藿20g 生甘草20g 炙甘草20g 泽泻20g 车前子15g 茯苓15g 焦三仙各15g 莱菔子15g

病毒性心肌炎

病毒性心肌炎治疗不当,会导致慢性心肌炎,造成心律失常,出现心悸的症状。经常有室性早搏,室性心动过速等。病人感到胸闷气短,甚至心衰等严重症状。平时病人血压偏低,体温偏低。如果久治不愈留下后遗症就会更加难治。

患者田 XX,女,27 岁,古冶。病毒性心肌炎后遗症心律失常,早搏很严重,体温偏低,低于 36 度,病史约 3 年,胸闷气短不能干活。中医学认为属于心悸范畴。治疗则应以补心阴补心气为主。患者服药 30 余剂症状消失,体温正常而愈。

立方:黄芪 30g 白术 15g 女贞子 30g 黄精 20g 玉竹 20g 山药 30g 当归 15g 川芎 15g 红花 10g 丹参 30g 生甘草 20g 炙甘草 20g 车前子 20g 降香 15g 焦三仙各 20g 莱菔子 10g 茯苓 15g 五味子 5g 党参 15g 陈皮 15g

强直性脊柱炎

强直性脊柱炎发病的主要原因是因为机体受寒,受湿或是外伤等原因导致督脉经络运行不良;肾的精气以及气血不能很好地上升,造成脊柱之间骨关节产生变化。由于脊柱骨的负荷很大,支撑着人体上部的身躯,加之缺乏应有的精气血的营养,再加躯体本身的负重,就非常容易引起脊柱本身的病变,这种病变就是强直行脊柱炎。督脉经络的阻塞,脊柱骨的变形就直接压迫到脊髓,严重者甚至会导致神经传导障碍造成严重后果。

治疗脊柱炎首先就要打通督脉经络,让肾精气血沿督脉运行。但因为脊柱炎的病变在脊柱骨,而骨的营养主要是靠骨组织内部的循环来供给骨营养。如何修复骨组织的循环才是治疗骨病的关键,所以选药是关键,只有选对药物才能重新使骨组织发挥活力,才能修复受损的骨组织。

那么什么药味能开通骨组织的经络呢?在自然中植物和动物有很多的地方是相同的,比如说植物的枝干就和动物的骨骼一样,是用来支撑整个躯体的,而且植物所需的营养精微也要靠枝干来输送,所以说植物枝干的输送能力是很强大的。因而对人体在疏通经络,疏通骨组织方面有着极大的功能。这就是天人合一,万物一理的根源;这就是在治疗强直性脊柱炎中为什么要大量使用桑枝,桑寄生,忍冬藤的基本原理,也是治疗骨病的关键性药味。

脊柱炎

脊柱炎实际上是督脉运行不良经络不通所致。所以在治疗上应当调补正气疏通经络打通督脉其症自消。

此方治疗此症是一个成功的验方百治百验无不奏效。

立方:黄芪30g 女贞子20g 当归20g 川芎15g 白芷10g 乳香10g 没药10g 红花10g 地龙10g 丹参30g 桑枝60g 寄生30g 秦艽10g 羌活10g 木瓜15g 葛根30g 忍冬藤50g 熟地15g 杜仲15g 茯苓15g 焦三仙各20g 莱菔子15g 生甘草10g 车前子10g

周围神经炎

患者姚XX,女,43岁,宽城县。周身针刺样疼痛久治无效,来我处求诊,脉象细而微滑,认为由受寒受潮引起周围神经炎,本着不通则痛的原则治以活血通络祛风除湿。前后共服药40剂而愈。

立方:当归20g 川芎15g 白芷10g 桂枝15g 红花10g 丹参30g 降香

15g 乳香 10g 没药 10g 桑枝 50g 寄生 30g 忍冬藤 30g 秦艽 10g 羌活 10g 川断 15g 黄芪 30g 陈皮 15g 车前子 10g 生甘草 10g

外伤性神经损伤

患者杨 XX，男 ,38 岁 ,丰南。外伤导致神经损伤造成足内翻久治不愈 ,后经笔者中医治疗 60 余剂而愈。

立方 : 当归 20g 川芎 20g 白芷 15g 乳香 10 没药 10g 桑枝 50g 寄生 30g 黄芪 30g 女贞子 20g 桂枝 15g 红花 10g 地龙 10g 熟地 15g 杜仲 15g 忍冬藤 30g 焦三仙各 15g 莱菔子 15g 车前子 10g

颜面神经痉挛

颜面神经痉挛症和面瘫相近但不等同。由于颜面神经痉挛没有麻痹症状 ,只是面部肌肉不停的抽搐而且越紧张抽搐的频率越高 ,而且治疗起来也相对比较困难。

患者梁 XX，女 ,54 岁 ,河南。患面神经痉挛症三年久治未愈 ,来我处求医 ,立方以活血养血祛风解痉为主。服药 20 天候症状减轻后又取药 30 剂而愈未发。

立方 : 当归 15g 川芎 15g 白芷 10g 乳香 10g 没药 10g 桑枝 50g 寄生 30g 地龙 10g 红花 10g 丹参 30g 黄芪 30g 蝉蜕 10g 僵蚕 10g 桂枝 15g 马勃 10g 赤芍 15g 大贝 10g 焦三仙各 15g 车前子 10g 生甘草 10g

肋痛

患者庞 XX，女 ,51 岁 ,丰南越河。肋间疼痛一年多 ,多方检查 ,查不出原因故反复治疗无效。来我处后见脉象细而微滑 ,属气血淤滞之象,属于肋间神经痛。中医认为不通则痛,故治疗以活血通络祛风除湿为主,服药20余剂而愈。

立方:当归20g 川芎15g 白芷10g 乳香10g 没药10g 红花10g 丹参30g 地龙10g 三棱10g 莪术10g 秦艽10g 羌活10g 桂枝10g 忍冬藤30g 木香10g 枳壳10g 焦三仙各15g 川断15g 牛膝15g 茯苓15g 生甘草10g

末梢神经炎

末梢神经炎大多发生在手和脚的末端。开始有麻痛的感觉,随着病情的发展逐渐向上扩展,可发展到两手或两脚全部甚至更向上。患者感到患处又痛又麻,平常有戴手套或包裹的感觉。传统医学认为属受寒受凉使血管经络不通而引起的。治疗以散寒活血通经络补正气为主。此类病症很多治疗得当很快痊愈。

患者李XX,男,58岁,丰润。两手麻木一年多而且越来越严重,西医检查末梢神经炎,口服维生素类药物疗效不显著,故求中医治疗。查其脉沉细微滑,属受风寒湿之象。故立方以补气活血养血通络除湿为主。服药30余剂而愈。

立方:黄芪30g 白术15g 当归20g 川芎15g 白芷10g 红花10g 桃仁10g 地龙10g 桑枝50g 寄生30g 忍冬藤50g 桂枝15g 秦艽10g 羌活10g 茯苓15g 焦三仙各15g 陈皮10g 车前子15g

血栓闭塞性脉管炎

血栓闭塞性脉管炎又称脱疽,也称作十指零落。是一种比较常见也比较难治的一种顽固性病症,是由于肢端受寒使动脉血管堵塞所致。患者初期只感到患处怕凉怕冷,继之则肢端变白或变黑最后坏死,疼痛异常非常痛苦。治疗则以祛寒活血通络为主。此方治疗脱疽疗效十分显著十分有效。

立方：黄芪30g 黑附子10g 红花15g 桃仁15g 地龙15g 当归20g 川芎20g 白芷10g 桂枝20g 水蛭6g 桑枝60g 忍冬藤60g 秦艽10g 木瓜15g 牛膝15g 川断15g 白术15g 茯苓15g 寄生30g 焦三仙各15g 莱菔子15g 炙甘草15g 车前子10g 赤芍15g 丹参30g

肢端动脉痉挛症（雷诺氏症）

肢端动脉痉挛症又称青紫症。两手指端遇冷或刺激变白后逐渐变青紫，有痉挛疼痛，甚至出现坏死症状。传统医学认为属正气亏虚邪气所凑属寒邪，使肢端血流障碍。其实症状有两种：一种是只变白并不变青紫色属动脉痉挛。另一种是只变青紫并不变白是属于静脉痉挛。所以此病还不能统称肢端动脉痉挛症。治疗则应以活血补气解痉为主。实际上是由于冷热等刺激后导致神经末梢产生过敏反应引起肢端动静脉管的痉挛而呈现的一变态反应。

患者孙XX，女，41岁，丰润县。此患者就是遇冷等刺激后，双手肢端变白疼痛有坏死迹象。

欧XX，女，20岁，遵化。此患者只是双手只变青紫色无疼痛感。

二患者症状不尽相同但用同一治法全部治愈。

立方：秦艽10g 当归30g 川芎20g 白芷10g 红花10g 桃仁10g 地龙15g 蝉蜕10g 桂枝15g 桑枝50g 寄生30g 忍冬藤30g 黄芪60g 女贞子20g 炒麦芽30g 木香10g 莱菔子15g 车前子15g

大脑内膜增厚症

患者王XX，男，60岁，丰润。长期头痛三年多，每次头痛发作十分强烈，有头痛欲裂的感觉。经CT检查发现脑膜异常增厚，造成颅内压增高导致头痛。每次发作靠大量输入降低颅内压的药物来缓解疼痛。由于长期颅内压很高,造成脊髓内压力也相应增高和脊髓炎症,继而引发周围神经发炎;整个上半身皮肤肌肉感觉异常,有一种针刺样疼痛的感觉,每日痛苦不已,苦无良策。后期经朋友介绍来笔者处就医。通过诊脉发觉其脉象沉涩细而微缓,询问得知患者曾在数年前受过一次头部外伤,但很快就痊愈了。但笔者认为正是由于这次外伤,使患者的脑膜产生了病变。由于病变进程缓慢是渐渐而来得,所以患者早期不知道随着时间的推移病变使脑膜逐渐增厚压迫颅内,使颅内压渐渐增高。是什么原因使脑膜增厚呢?就是因为外伤后导致脑膜的微循环减弱代谢功能失常,引发了脑膜逐渐增生变厚。由于发病非常缓慢,初期没有症状,故没有能引起患者的注意,直到后来病情加重出现头疼症状后,才意识到病情的严重性。

笔者认为患者的病情虽然很严重,但仍不是不治之症。只要耐心治疗,还是有治愈的希望。

由于该病属于血液循环不良所致,所以治疗就应以活血化瘀通络为主。拟以补阳还伍汤加味。患者服药 20 剂后头痛症状明显减轻,上身神经疼痛缓解了许多,效果很好。由于病史偏长故嘱其患者按原方继续服药,只是开始时每日一剂改成两日一剂。慢慢进行巩固治疗,患者按嘱服药六十余剂症状消失,颅内压正常,基本上痊愈。

立方:黄芪 60g 当归 20g 川芎 15g 白芷 10g 红花 15g 桃仁 10g 地龙 15g 丹参 30g 葛根 30g 桑枝 60g 忍冬藤 50g 赤芍 15g 僵蚕 10g 茯苓 15g 牛蒡子 20g 大贝 10g 女贞子 20g 焦三仙各 15g 车前子 20g 莱菔子 20g 生甘草 10g

中医药治疗糖尿病的优势

糖尿病是当前世界上人类的一大杀手,直接威胁着人类的健康故被称为"新世纪的瘟疫"。

由于人类的基因遗传因素、环境因素、感染因素及神经因素等多方面原因,使人体的胰腺受损,胰腺功能下降甚至丧失。导致人体免疫功能损伤,新陈代谢机能下降。由于胰腺的受损,胰腺中的胰岛 B 细胞变质、变性、坏死等因素。造成胰腺中胰岛素的分泌、排泄、转运等功能明显减弱。胰岛素的活行明显降低,导致血糖增高,形成糖尿病。

为什么胰腺功能会受损呢?找出其致病因素对预防和治疗糖尿病会起到关键的作用。

中医的传统理论认为属于脾阴虚,引起阴虚内热而出现多饮多食的病理现象。中医称为三消即消渴、消中、消肾。消渴是由于肺金受刑造成阴虚火旺故而多饮,甚至则脾阴受克导致胃火上炎多谷善饥称为消中。最后肾气受损出现各种并发症称为消肾。由于肾气受损肾脏功能障碍,血液循环受阻,气血瘀滞,引起肢端坏疽症。眼底供血障碍、出血或瘀阻出现视力障碍及血压上升,心肌供血不足,肾功能失常等。

系列症状:中医药治疗消渴症其疗效是非常好。因中医药的治疗宗旨是以调整脾胃祛除致病的热毒,在根据病症的临床各种表现分别辨症施治。

糖尿病早期症状:阴虚内热、口干、舌燥、多饮、多尿,治疗则应以滋阴健脾降糖为主。

立方:生地 15g 黄精 15g 玉竹 15g 花粉 30g 白术 15g 山药 30g 僵蚕 10g 郁金 15g 香附 15g 白芍 15g 茯苓 30g 黄芪 15g 炒麦芽 30g 莱菔子 15g 泽泻 15g

糖尿病中晚期,已没有多饮、多食的症状。但心、肾受损,出现各类型并发症。治疗则应以健脾、补肾、强心及对症治疗。

立方:白术 15g 黄芪 30g 熟地 15g 杜仲 15g 当归 15g 白芍 15g 山药 30g 僵蚕 10g 丹参 30g 茯苓 15g 花粉 30g

眼睛不好加入：菊花 30g 葛根 15g 地龙 10g

糖尿病加入：桂枝 15g 川断 15g 牛膝 15g 忍冬藤 50g 桑枝 50g 地龙 10g

糖尿病并发脉管炎：患者木 XX，女，64 岁，丰润新区。患糖尿病多年，靠降糖药维持。近年来发觉右脚前半部又疼有麻，有针刺样，火烫样感觉，而且越来越重，并发现脚趾部出现瘀血点。经医院检查诊断为糖尿病并发脉管炎。输大量消炎药疗效不显著故来求中医治疗。传统医学认为由于热毒阻塞下肢血管，使血液循环受阻所致，治疗则应以滋阴、凉血、降糖、通络为主。立方后服药 40 余剂而愈。

立方：黄芪 20g 女贞子 20g 生地 15g 玄参 15g 黄精 15g 玉竹 15g 花粉 15g 僵蚕 10g 当归 15g 川芎 15g 白芷 10g 红花 10g 地龙 10g 菊花 20g 葛根 20g 桑枝 50g 忍冬藤 50g 白术 10g 山药 30g 焦三仙各 15g 车前子 10g

胃病

胃病是一种常见的多发的一种疾病。由于治疗的不当或其它原因使很多胃病演变成慢性顽固性病症。由于胃病的胃史一般都很长，所以在治疗上也相对较慢。

胃病的类型很多但传统医学认为胃病大致可分为胃热型、虚寒型、肝脾不和型等几种类型。本节只对几种较为常见而难治的病症加以阐述。

胃病属中医里胃脘痛的范畴，可分为急性胃脘痛和慢性胃脘痛。其发病原因多由外感六淫，饮食不节，情志失调，劳倦外伤等因素。造成胃失和降，气机阻滞，肝脾失和等。使其湿热内积，寒湿凝滞，饮食内停，瘀血留滞等病症。故在治疗上应根据临床症状分别进行辩症施治。

本着理气、除湿、健脾、祛寒、化滞、解痉等方法。

立方:白术 白芍 茯苓 枳壳 木香 延胡索 郁金 香附 大贝 莱菔子等

腹胀加:三棱 莪术 青皮 厚朴等

食积加:内金 焦三仙 砂仁等

寒重加:炮姜 吴茱萸等

吞酸加:瓦楞子 海螵蛸等

湿热加:榔片 苦参 栝楼等

出血加:白芨粉 三七粉等

萎缩性胃炎

患者郁XX,男,60岁,丰润。患者自觉腹痛,食欲不振后经胃镜检查为萎缩性胃炎。中医认为属于脾虚胃实,肝木克土之象。由于胃体本身内寒外热,使胃功能减弱,导致腹胀中满。治疗则应以舒肝健脾理气消积为主。故立方服药30天痊愈。

立方:当归15g 白芍15g 赤芍15g 茯苓15g 大贝10g 郁金15g 香附15g 延胡索10g 三棱15g 莪术15g 炮姜10g 榔片15g 内金30g 木香15g 枳壳15g 降香15g 焦三仙各15g 莱菔子20g 陈皮15g 生甘草10g

逆流性胃炎

患者李XX,女,48岁,遵化。患者患胃病多年后来发展到食物进食后30分钟左右就开始反吐,几乎全部吐净为止。严重时每天20—30次,没有大便。人体消瘦得很厉害,精气神很弱。曾口服中西药治疗,均未见明显疗效。来我处后,诊其脉象沉缓无力,属于中阳下陷脾虚胃寒之象。治疗则应以温中祛寒,补气通经,健脾除湿。该患者口服中药20剂后症状减轻,又连服40余剂而愈。体重由八九十斤增至一百一十斤,随访未见复发。

立方:白术 30g 茯苓 30g 白扁豆 20g 山药 30g 郁金 15g 香附 15g 木香 15g 枳壳 15g 槟片 15g 炮姜 30g 砂仁 15g 红花 10g 丹参 30g 白芍 20g 赤芍 15g 生甘草 10g

胃出血

患者马XX,男,34岁,遵化。胃静脉扩张出血,柏油样便。由于长期大量出血,今患者面色萎黄,眼睑发白,验血血色素只有2.2克。患者四肢乏力,少气懒言。住院数次病情越来越重。求中医治疗,症见患者,气血两亏,中阳下陷,心悸气短。由于患者肝气郁结,而克脾土,造成脾虚不能统血,使血外溢。脾越虚而血溢出的越多,血出得越多脾气也越虚,肝木越加郁结。是一种虚实相夹的难治病症,故立方舒肝解郁,健脾除湿,止血调中。患者服药40剂而愈,身体恢复如初。

立方:黄芪 30g 白术 20g 山药 30g 大贝 10g 白芨 10g 三七粉 10g (冲) 白芍 15g 茯苓 20g 三棱 10g 莪术 10g 内金 30g 炮姜 6g 郁金 15g 香附 15g 枳壳 15g 木香 10g 延胡索 10g 炙甘草 20g 车前子 15g

胃溃疡

胃溃疡属于胃脘痛范畴。其发病机理多因外感六淫之邪及饮食不节,情志失调,劳倦外伤等因素;致使胃失和降,气机阻滞,肝木克伐脾土等形成,加上失治、误治或调护不当,转变成慢性病,延时日久出现各种症变。由实变虚,症见胃疼、胃胀、嗳腐吞酸、食欲不振或隐隐作痛或痛如针刺甚至呕血、便血以及癌变等严重症状。

治疗胃溃疡根据虚实缓急辨症施治:以理气和中,化滞止酸,健脾止痛为主。

因胃溃疡大多病史偏长急性期可急治,慢性期缓治。

立方:白术15g 白芍15g 白芨10g 大贝10g 海螵蛸10g 延胡索10g 郁金15g 香附15g 山药30g 枳壳15g 内金30g 焦三仙各15g 生甘草10g

缓治:白芨 大贝 延胡索 沉香 海螵蛸 香附 上药各等份共研细末 每次服3g 日服三次

柿结石

患者高XX,男,41岁,迁西。2007年2月3日来诊该患者因空腹食用大量水果柿子,导致腹痛、腹胀、食欲不振而且越来越严重。经迁西医院胃镜检查诊断为柿结石,必须手术治疗。患者因手术费昂贵转到我处求中医治疗。根据患者检查报告,认为属脾胃虚寒(脾脉沉滑)食积于胃导致胃气损伤脾阳不振。应以开胃消积,升阳益胃为主。该患者初诊用药15剂症状消失,二诊有取药15剂30天后复检结石消失,未见复发。

立方:白术20g 白芍15g 枳壳20g 郁金15g 香附15g 三棱15g 莪术15g 内金30g 榔片30g 炒麦芽30g 焦神曲30g 木香15g 大贝10g 莱菔子30g 砂仁10g 厚朴15g 炮姜15g 茯苓10g 炙甘草10g

腹胀

腹胀有很多种原因,但大多数腹胀患者是由于肝气郁结造成;木旺化火使脾土受克导致胃肠功能紊乱。造成由于肝郁化火使肝胆有热而出现口苦、口干、眼睛干涩。脾土受克,胃肠功能失调出现嗳气、吞酸、两肋胀满、不思饮食。治疗则以疏肝理气,健脾清胀,调整胃肠功能为主。

立方:白术15g 白芍20g 郁金15g 香附15g 大贝10g 延胡索10g 木

香 20g 三棱 10g 莪术 10g 内金 20g 砂仁 10g 青皮 15g 枳壳 15g 焦三仙各 15g 莱菔子 15g 茯苓 15g 丹参 20g 降香 15g 车前子 10g 玄参 15g 茵陈 20g

黑苔

患者曾 XX,女,67 岁,黑龙江。2008 年 1 月 8 日初诊患者舌面黑苔包括牙龈皆黑,胃内灼热,有黑便,脉象细而微数,诊断为脾胃阴虚。初诊取药 10 剂。1 月 20 日复诊舌面黑苔及牙龈黑苔已去,胃灼热感消失,没有黑便。患者心情很好又取药 10 剂而愈。

立方:白术 15g 山药 20g 茯苓 15g 白芨 20g 大贝 10g 玄参 20g 茵陈 20g 香附 15g 内金 20g 炒麦芽 30g 黄芪 15g 女贞子 20g 黄芩 15g 木香 15g 枳壳 15g 地榆炭 20g 三七粉 5g(冲)

顽固性呃逆

呃逆又称打嗝,是指胸膈之气上逆咽喉,呃声连连不能自制,持续不已。因为此症变症极多,很多危重病患皆能引发此症。本节只讨论单纯性呃逆。现代医学认为呃逆属横隔膜痉挛所致属于神经性,而传统医学则认为有因外邪所致,饮食不节或因情志失舒,淤血致呃,正气亏虚等方面因素。其实真正导致呃逆之症的原因有两点:一是气血瘀滞于胸膈。二是水气停滞于胸膈之内。由于胸膈之间气血的瘀滞使心肺胸膈之间水气停滞凌心,造成隔膜痉挛而产生呃逆。治疗则应以活血化瘀,化滞降逆,逐水平呃,无不立见功效。

患者赵 XX,男,38 岁,遵化。该患者患呃逆一年多,每日呃逆连连,除去睡觉外终日不停非常痛苦,百治无效来我处求医。诊其脉象,寸脉沉滑。痰阻上焦之象。立方后患者取药 10 剂,服完后呃逆消失。

患者非常高兴又取药 10 剂巩固。后随访不见复发。

立方：当归 15g 川芎 15g 红花 10g 地龙 10g 白芷 10g 茯苓 20g 葶苈子 20g 车前子 20g 降香 15g 木香 15g 郁金 15g 香附 15g 炮姜 10g 栝楼 10g 苍术 10g 三棱 10g 莪术 10g 大贝 10g 莱菔子 20g 泽泻 15g 焦三仙各 15g 枳壳 15g

泻泄

泻泄相当于现代医学中的慢性结肠炎。其发病之初多因饮食不节，七情所伤，疲劳过度等因素。使气血阴阳亏损所致。故发病多缓，一般无里急后重之感。一般可分为湿热型、寒湿型、虚寒型。

一、湿热型：脉象濡或滑数，大便次数增多，不成型。伴有口干、口苦、口臭等症候。治疗以清热利湿为主。

二、寒湿型：或称黏液性结肠炎。一般症状见大便次数增多，轻微腹痛，下痢粘白色脓性液体。脉见缓而微滑，治疗以温化寒湿，行气导滞，补脾益肠。

三、虚寒型：相当于非特异性溃疡性结肠炎。大便次数很多，每天几次至十几次稀薄甚至血便，神疲乏力。脉象缓而弱，属正气亏虚，中阳下陷，脾气虚弱，肾阳亏虚症。由于脾虚不能统血，故使肠道血溢不止，使之便血。治疗则应补气血，温脾胃，升阳益脾，化湿止泻，止血涩肠为主。

立方：湿热型：白术 20g 白芍 20g 茯苓 20g 山药 30g 大贝 10g 苦参 15g 土茯苓 30g 马齿苋 30g 郁金 15g 香附 15g 木香 15g 槟榔片 15g 焦三仙各 15g 莱菔子 15g

寒湿型：白术 15g 苍术 15g 茯苓 15g 山药 30g 大贝 10g 白芨 10g 炮姜 10g 地榆炭 30g 白扁豆 20g 洋火叶 30g 郁金 15g 香附 15g 焦三仙各

15g 莱菔子 15g

虚寒型:黄芪 30g 白术 20g 白芍 15g 茯苓 30g 白芨 15g 大贝 10g 山药 30g 炮姜 10g 地榆炭 30g 三七粉 6g(冲) 炒麦芽 30g 炙甘草 30g 车前子 20g 洋火叶 30g

肝病

肝病分为阴黄或阳黄和无黄疸性及先天遗传所致大、小三阳等症候。我国是肝病高发人群,在治疗上也相对比较顽固。很多人有误解认为一旦染上肝病就很难愈,其实不然,只要悉心医治大多数人还是可以转危为安的。中医认为肝病受疫毒感染,造成肝脏损伤,使肝气郁结,肝血瘀滞而形成的病症。在治疗上要祛除病毒调理气血,很快就能痊愈的。笔者曾用此方法治愈无数肝病患者。

立方:当归 15g 川芎 15g 丹参 30g 三棱 15g 莪术 15g 土茯苓 30g 茵陈 50g 忍冬藤 50g 郁金 15g 香附 15g 木香 15g 焦三仙各 15g 内金 30g 山药 30g 槟榔片 15g 大贝 10g 金钱草 20g 车前子 15g 莱菔子 20g

黄疸性肝炎

患者高 XX,男,54 岁,遵化。患传染性肝炎,眼睑发黄,肝区疼痛,腹胀恶心,食欲减退,属肝经湿热。治疗以活血化瘀,利湿消黄,解毒健脾为主。服药 20 剂后症状消失,又取药 20 剂巩固疗效。

立方:当归 10g 川芎 10g 三棱 15g 莪术 15g 苦参 15g 土茯苓 30g 茵陈 50g 忍冬藤 50g 大贝 10g 公英 20g 板蓝根 15g 生地 15g 玄参 15g 郁金 15g 香附 15g 木香 15g 内金 20g 焦三仙各 15g 车前子 15g

胆管结石

患者吕XX，女，45岁，陡河电厂。患者因胆结石切除了胆囊，一年后发觉肝区不舒服有压痛感；B超检查发现胆管结石。因此患者思想压力很大，求中医治疗。传统医学认为结石多因情绪郁结，肝郁不舒所致。治疗则应以疏肝理气，健脾化石为主。立方后患者取药20剂服后B超检查胆管内结石消失痊愈。

立方：黄芪15g 当归15g 川芎15g 三棱10g 莪术10g 郁金15g 香附15g 木香20g 白术15g 内金30g 赤芍15g 焦三仙各30g 枳壳15g 地龙10g 金钱草30g 延胡索10g 车前子15g 莱菔子15g

肝硬化腹水

肝硬化多由慢性肝炎逐渐演变成肝硬化，多伴有蜘蛛痣或肝掌，肝脾肿大肝质地比较坚实，食道下端和胃底部静脉曲张，有黄疸，但也有无黄疸的特征；中晚期则出现腹水甚至消化道出血。中医认为肝硬化属于肝气郁结，肝经血郁范畴，最后形成肝郁气滞，木旺克土之象。由于木旺土衰不能制水，而出现腹胀，故称为水臌，是一种比较难治的危重病症。中医治疗以活血化瘀，疏肝理气，健脾利水等原则，对早、中期肝硬化的疗效还是十分显著的。

病案（一）：张XX，女，52岁，丰润。经县医院确诊为中期肝硬化，中度腹水，腹胀，食欲不振（消化道大量出血）西药治疗三个月疗效不佳，故求中医诊治。根据临床症状以舒肝、化瘀、利水为原则。

立方：当归15g 川芎15g 三棱10g 莪术10g 丹参30g 木香20g 枳壳15g 内金30g 桃仁15g 大贝10g 茵陈30g 莱菔子20g 车前子15g 泽泻15g 茯苓15g 焦三仙各20g

服药 20 剂后症状明显改善, 腹水消失, 食欲正常, 腹胀不明显, 又取药 20 剂, 基本痊愈。

病案(二):杨 XX, 男, 60 岁, 丰润。中晚期肝硬化, 重度腹水, 呈现蜘蛛痣, 腹胀严重, 食欲不佳, 精神压力很大, 轻度黄疸。第一诊取药 20 剂, 服后腹水消失, 各种症状明显改善, 患者心情很好, 增强治疗信心, 第二诊又取药 20 剂, 服后各种症状基本消失, 共四诊服药八十剂而愈。

立方:当归 15g 川芎 15g 白芷 10g 红花 10g 桃仁 10g 地龙 10g 三棱 15g 莪术 15g 木香 20g 茵陈 30g 白术 15g 山药 20g 内金 30g 郁金 15g 香附 15g 茯苓 20g 车前子 30g 泽泻 20g 大贝 10g

二诊后腹水消失, 车前子 10g 泽泻 10g 其它未变。

牛皮癣

牛皮癣又称银屑病, 是一种易诊断难治疗的顽固性皮肤病。中医认为属血热发斑, 但单纯清热凉血治疗并不理想。笔者认为牛皮癣是一种自身向外排毒而引起的一种变态过敏反应, 其毒素来源于自身的肠道。所以治疗牛皮癣应以提高自身免疫力祛除毒素降低过敏反应自会痊愈。

病案:汪 XX, 女, 21 岁, 滦县。严重牛皮癣满身长满鳞甲状斑块, 有轻微痒感。曾反复治疗无效反而越来越重。来我馆医治, 通过口服中药 30 剂后见效, 60 剂后症状明显减轻, 80 剂后皮肤光泽如初。后又服药 30 剂巩固疗效。共服药 110 剂彻底痊愈, 随访未见复发。

立方:黄芪 30g 土茯苓 30g 苦参 15g 玄参 15g 刺蒺藜 15g 白藓皮 30g 地肤子 15g 茵陈 30g 地龙 10g 僵蚕 10g 蝉蜕 10g 茯苓 30g 槐花 30g 马勃 10g 灵芝 10g 苍耳子 15g 白芍 20g 金钱草 20g 焦三仙各 15g 车前

子 15g 生甘草 20g

每剂药加自己的晨尿 100ml 和药汁混合同服。

无汗症

病案:郭 XX,女,48 岁,丰南。因周身发热,四肢烧灼,周身没有半点汗渍,夏天热的太难过,只有泡在水中缓解。病史约 3 年,以前比平常人就汗少,后来就越来越少没有一点排汗迹象。脉象弦而微滑,两尺阴虚阳盛。中医认为汗出当风造成皮肤汗腺阻塞而成。治疗应滋阴凉血开经通络为主。该患者服药 30 剂而愈。

立方:红花 10g 桃仁 10g 地龙 10g 桂枝 20g 赤芍 20g 当归 20g 川芎 15g 白芷 10g 生地 30g 玄参 30g 知母 20g 牡丹皮 20g 地骨皮 20g 茯神 20g 郁金 10g 香附 10g 黄芪 15g 枳壳 15g

白癜风

白癜风又称白驳风,易诊断难治疗型皮肤病。西医认为病因不太明了。中医认为肾精不足,肝气郁结,奏理不密,气血失和而致。由于本病经过发展缓慢,所以治疗起来也相对较慢。治疗则应以补肾健脾,舒肝润燥为主。

病案:刘 XX,女,17 岁,迁西。腋下及腰腿部白斑块,曾服中药白驳丸及外用药膏涂抹治疗年余,疗效不理想。后来本院口服中药 130 余剂而愈。

立方:当归 10g 川芎 10g 白芷 10g 灵芝 10g 茯苓 15g 菟丝子 15g 何首乌 15g 补骨脂 15g 黄芪 10g 紫草 10g 刺蒺藜 10g 熟地 15g 杜仲 10g 土茯苓 15g 炒麦芽 30g 车前子 10g 生甘草 10g

黑变病

病案:刘XX,女,教师。患者满脸黧黑超过非洲黑人,开始只是由眼部长黑眼圈逐渐扩散至满脸皆黑。北京某医院诊断为黑变病。反复治疗数年无效而且越来越严重。2008 年 9 月来我馆求治,初诊取药 15剂,服后腮部黑色渐减,患者增强了治疗的信心,前后共服药 100 余剂黑色褪尽还原了本来面目。

立方:当归 10g 川芎 10g 白芷 10g 灵芝 10g 茯苓 30g 马勃 10g 大贝 10g 丹参 30g 降香 15g 葛根 15g 菊花 15g 野菊花 15g 桑枝 30g 牛蒡子 10g 炒麦芽 30g 车前子 10g 秦艽 10g

湿疹

湿疹是由一种湿毒进入血液容于肌肤之间,引起皮肤出现水疱或疹块。严重者全身皆是湿痒难耐,抓破后毒水浸蔓,痛苦异常。

病案:任 XX,女,23 岁,唐山市。患者满身满脸脖颈等处皆被水疱、疹块抓破后毒水浸渍。病史半年多,曾服过大量西药无效,求中医治疗。服药 10 天后症状减轻,又服药 20 剂而愈。

立方:黄芪 20g 土茯苓 30g 苦参 15g 白藓皮 30g 地肤子 30g 茵陈 20g 大贝 10g 公英 20g 马勃 10g 野菊花 30g 僵蚕 10g 蝉蜕 10g 忍冬藤 30g 当归 15g 川芎 15g 牛蒡子 10g 焦三仙各 15g 苍术 15g 莱菔子 15g 车前子 15g

老年性瘙痒症

病案:刘XX,男,72 岁,丰润新区。患老年性瘙痒症,周身瘙痒,尤其是夜间更甚,造成夜不能寐。曾大量服用西药抗过敏,但效果不理想,故求中医治疗。由于患者年事较高属气血亏虚,血燥生风。古人云诸疮痛痒皆属火。由于血虚、血燥、血中风热引发的瘙痒。所以立方以滋阴养血、祛风止痒为主,服药30余剂而愈。

立方:当归15g 川芎15g 红花10g 丹参30g 生地15g 玄参15g 黄芪30g 女贞子20g 茯苓15g 马勃10g 僵蚕10g 蝉蜕10g 土茯苓30g 白藓皮30g 地肤子30g 苦参10g 降香10g 焦三仙各15g 生甘草10g 莱菔子10g

慢性鼻炎

慢性鼻炎大多由感冒导致治疗不得法遗留下来的,逐渐转变成一种慢性病。患者鼻塞、头痛时重时轻,经久不愈。虽无大碍但也非常影响生活学习。

立方:当归15g 川芎15g 白芷10g 黄芪15g 鹅不食草15g 苍耳子15g 辛夷15g 僵蚕10g 蝉蜕10g 地龙10g 野菊花30g 土茯苓30g 连翘15g 牛蒡子15g 马勃10g 大贝10g 公英20g 焦三仙各15g 车前子10g 茵陈20g

过敏性哮喘

过敏性哮喘属实喘范畴。多因正气偏虚、邪气侵犯气管,使气管产生过敏性痉挛而出现抬肩大喘。而喘过之后症状消失,一天可犯数次也可数天犯一次,是一种较为顽固的病症。中医认为由于平素正气偏虚,使外邪入侵所造成。治疗则应以补正祛邪,解痉利气为主。

病案:王XX,女,45岁,唐坊。有哮喘史三年,口服西药止喘只能缓解不能祛病,求中医治疗。立方后服药15剂哮喘缓解,发病次数减少。又取药 15 剂症状消失,后又取药 15 剂完全康复。

立方:黄芪 15g 白术 15g 茯苓 15g 麻黄 10g 苏子 20g 葶苈子 15g 杏仁 15g 大贝 10g 地龙 10g 蝉蜕 10g 苍耳子 15g 辛夷 10g 白芷 10g 丹参 30g 降香 15g 生地 15g 玄参 15g 生甘草 10g 炙甘草 10g 车前子 15g

水气凌心哮喘

病案:李 XX,男,38 岁,迁西。患者胸闷喘息不能卧,经各医院检查均无结果。查不出病因七八个月不愈。来我处查以脉象沉滑,尤以气口,人迎更甚。认为是水饮停滞上焦,导致肺气不宣水气凌心所致。通过通宣理肺,降逆利水,强心健脾服药 10 剂而愈。

立方:炙麻黄 10g 羌活 10g 桂枝 10g 红花 10g 丹参 30g 葶苈子 20g 茯苓 30g 黄芪 20g 白术 15g 山药 30g 炒麦芽 30g 大贝 10g 杏仁 10g 苏子 20g 车前子 20g 泽泻 20g 僵蚕 10g 生甘草 10g 降香 15g

气结项下

病案:王 XX,女 ,37 岁,滦县。患者主诉脖子及咽部疼痛胀满,饭后逆流反胃,周身四肢皆感觉不适。西医反复检查不明原因,曾住院 15 天未见好转。来我处后见脉象沉缓属肝气郁结,致使气机不畅。上阻清扬,下郁四肢之象。2007 年 12 月 26 日初诊取药 7 剂,服药后症状明显减轻,患者心情大振。2008 年 1 月 14 日复诊又取药 15 剂服后而愈。

立方:当归 15g 川芎 15g 白芷 10g 葛根 30g 红花 10g 三棱 10g 莪术 10g 大贝 10g 公英 30g 夏枯草 30g 郁金 15g 香附 15g 木香 20g 炮姜 5g 灵芝 10g 茯苓 30g 赤芍 15g 炒麦芽 30g 车前子 15g 生甘草 10g

梅核气

梅核气西医称之为咽部神经官能症。传统医学认为由于肝郁不舒,气结项下所致。是一种较为常见又比较难治的病症。患者多感到咽部甚至食管不舒服异物感很严重,如同梅核卡在食管里一样,故而称之为梅核气。究其发病原因多因情志不舒寒气客于肝脉的脉络内,使之造成咽部及食道痉挛状态,故导致食道的异物感受。造成患者的心理压力,尤其是患者的压力越大而不舒服的感觉越大。此症与患者的情绪好坏有关系,足以说明肝经的郁结是引发此病的根源。

病案:范XX,男,35岁,古冶。患梅核气多年,久治不愈,精神压力很大。来我处求治,诊其脉象肝脉偏沉微滑右寸沉细而滑,是气结项下,血郁咽部之象。立方后服药30剂而愈。

立方:当归15g 川芎15g 白芷10g 牛蒡子15g 葶苈子15g 地龙15g 三棱15g 莪术15g 蝉蜕10g 桑枝30g 丹参30g 降香20g 炮姜6g 炙甘草20g 生甘草20g 车前子15g 泽泻15g 茯苓15g

肺纤维化

肺纤维化属肺痹是由于外邪闭阻肺气导致肺脏受损。而出现咳嗽、喘息、胸满、气逆、烦闷等症状,是一种难治的顽症。治疗则应以活血、理气、降逆、润肺、补脾为主。

病案:谢XX,男,62岁,滦县。肺纤维化多年,曾反复治疗效果不佳,而且病情越来越严重。后来我馆求医,第一诊取药10剂服后效果良好,二诊又取药10剂因事停药一个月后又复诊取药10剂。前后共服药60余剂基本痊愈。

立方:红花10g 丹参30g 降香15g 灵芝10g 茯苓20g 生地15g 马勃

10g 当归 15g 川芎 15g 赤芍 15g 大贝 10g 杏仁 10g 苏子 15g 栝楼 10g 葶苈子 15g 玄参 15g 公英 20g 白术 15g 山药 30g 焦三仙各 15g 莱菔子 15g 车前子 10g 生甘草 10g

口腔苔藓样病变

病案:高 XX,女,46 岁,乐亭。经乐亭医院诊断为口腔苔藓样病变,久治不愈。患者心情抑郁,情绪很差。来我处后认为属脾肾阴虚,气血两亏之症。故以滋补气血,补脾益肾为主。口服中药 80 余剂历时三个多月而愈。

立方:生地 15g 女贞子 20g 黄精 15g 玉竹 15g 黄芪 20g 白术 15g 山药 30g 大贝 10g 玄参 15g 土茯苓 30g 连翘 10g 牛蒡子 10g 马勃 10g 灵芝 10g 茯苓 20g 枳壳 10g 车前子 10g 焦三仙各 20g 生甘草 10g

过敏性紫癜

过敏性紫癜属于血热发斑范畴。由于脾阴虚导致脾功能不能统血,使血溢于脉外呈现皮肤发斑。由于阴虚内热,迫血热妄行所致。治疗则应以滋阴凉血,补脾益气为主。

病案:刘 XX,女,19 岁,乐亭。过敏性紫癜曾服大量激素治疗,疗效不佳。来我处求中医治疗,服药 30 剂而愈。

立方:生地 15g 熟地 15g 女贞子 20g 玉竹 15g 黄精 15g 白芨 10g 仙鹤草 20g 黄芪 30g 大贝 10g 茵陈 20g 土茯苓 20g 生甘草 20g 炙甘草 20g 白术 15g 山药 30g 焦三仙各 15g 泽泻 15g 车前子 15g 莱菔子 15g

重症肌无力

病案:韩 XX,男,54 岁,玉田。2007 年 11 月 29 日初诊,该患者左臂肌无力并有轻度萎缩,左手不能端碗。治疗以补气通经,活血祛风为主。服药 20 剂后,手以明显有力,端碗已不成问题。后又取药 20 剂基本痊愈。

立方:当归 15g 川芎 15g 白芷 10g 红花 10g 丹参 30g 地龙 10g 桂枝 15g 黄芪 30g 白术 15g 炒麦芽 20g 木香 15g 枳壳 15g 茯苓 15g 赤芍 15g 葛根 30g 秦艽 10g 木瓜 15g 川断 15g 忍冬藤 30g 车前子 10g

三叉神经疼

三叉神经疼属顽固性疾病,大多由于三叉神经不能受到气血的营养使三叉神经受损所致。故治疗应活血、养血、祛风通络为主。

病案:屈XX,女,64 岁,丰南。三叉神经痛多年,痛苦异常,久治不愈。2008 年 1 月 16 日初诊,中医认为风痰阻塞上焦,气血瘀滞引发的偏头疼范畴。治疗以活血通络,祛风解痉,止痛为主。取药 15 剂服后疼痛减轻,发作时间减少。2 月初复诊又取药 15 剂服后而愈。

立方:当归 20g 川芎 15g 白芷 10g 乳香 10g 没药 10g 地龙 10g 红花 10g 细辛 3g 桂枝 10g 忍冬藤 30g 马勃 10g 菊花 30g 牛蒡子 20g 降香 10g 茯苓 15g 生甘草 10g

硬皮症

硬皮症属于免疫力低下胶原系统导致内分泌失衡的一种疑难病症。病变处疤痕型组织硬化萎缩。西医治疗多以激素药物来控制,虽有疗效但副作用很大。中医治疗此病疗程短见效快。

病案:王XX,女,14 岁,唐山。硬皮症曾西医治疗口服大量激素,使小女孩并发肥胖。来本馆就医,患者手臂疤痕型硬化萎缩很严重。服药 10 剂疗效明显,后又连续服药 60 余剂而愈。

立方：灵芝 10g 桂枝 10g 茯苓 15g 黄芪 15g 女贞子 15g 当归 10g 川芎 10g 黄精 10g 玉竹 10g 大贝 10g 夏枯草 10g 内金 15g 焦三仙各 10g 土茯苓 15g 生甘草 5g

本方适用于 15 岁以下儿童剂量，成人剂量可适当调整。

股骨头坏死

股骨头坏死属骨病当中比较难治的一种疑难病症。一般认为属于缺血性坏死，但是什么原因造成股骨局部不能供血而导致坏死呢？笔者认为股骨头坏死的原因并不是股骨外围供血不良而致，而是由于股骨本身的骨髓腔内营养供给不足。造成股骨头内部失血而形成坏死。所以在治疗上要以治骨通经为主。此方疗效非常好，一般患者在服药后疼痛症状普遍减轻。服药 3－4 个月皆能治愈而永不复发。

病案：彭 XX，男，37 岁，丰南。经医院排片检查股骨头坏死，腰疼腿疼，不能工作，来我处口服中药 80 剂。于 2007 年 7 月 7 日至 10 月历时三个月后疼痛消失。排片检查股骨头供血良好已无坏死迹象。

立方：当归 20g 川芎 15g 白芷 15g 红花 10g 桃仁 10g 乳香 10g 没药 10g 地龙 15g 降香 30g 桑枝 50g 寄生 30g 秦艽 15g 熟地 15g 杜仲 15g 牛膝 20g 川断 20g 忍冬藤 50g 皂刺 10g 炒麦芽 30g 白扁豆 20g 枳壳 15g 黄芪 20g 陈皮 15g

胸膜炎　胸膜积液

胸膜炎，胸膜积液属胸痹的范畴，因阳气不能正常运行致水饮或痰浊闭阻于胸，也称之为悬饮。表现为胸肋部痞满而痛，胸闷气短，严重时咳嗽痛处加剧，脉象沉滑。是一种较为难治的慢性疾病（使胸肋部气血瘀积，水饮停滞）治疗则以活血化瘀、开胸逐水、利气祛湿为主。

病案:康XX,男,27岁,迁安,唐钢工人。曾住院 2 个月,胸膜抽水两次,症状未见好转。后来我馆医治服药 40 剂而愈。

立方:当归 15g 川芎 15g 白芷 15g 红花 10g 丹参 30g 地龙 10g 乳香 10g 没药 10g 葶苈子 20g 桑枝 50g 忍冬藤 50g 秦艽 10g 羌活 10g 茯苓 30g 车前子 20g 大贝 10g 降香 15g 焦三仙各 15g 黄芪 15g 莱菔子 15g

痛风

痛风属于痹症的一种,临床表现为肢体疼痛或关节肿痛或痛而游走又称为历节风。类于风湿性关节炎或类风湿性关节炎等病症。实际上无论痛风或风湿都是由于身体素质较虚,正气偏弱受风、寒、湿等邪气的侵犯肌表经络和骨节,使之气血凝滞不通而成痹。治疗则应以补正气、行血脉、通经络、祛风寒湿邪其症自愈。

立方:黄芪 50g 当归 15g 川芎 15g 秦艽 10g 羌活 10g 桑枝 30g 寄生 30g 忍冬藤 30g 稀签草 20g 木瓜 15g 狗脊 15g 川断 15g 牛膝 15g 泽泻 15g 焦三仙各 20g 莱菔子 15g

腰椎增生

腰椎增生是一种常见病,尤其是老年人此类患者更多。大多是由于风湿或外伤引起,第四至五节腰椎发生,退行性病变。因为增生导致腰椎管狭窄压迫腰椎神经以及坐骨神经。使患者腰疼、腿疼,坐、趴不安甚至不能走路行动。治疗该病应以活血、通络、祛风、止痛为主。不通则痛,只要打通经络、气血运行畅通自然会痊愈。

患者李 XX,男,67 岁,丰南。第四、五节腰椎增生压迫坐骨神经不能走路,疼痛异常达到夜不能寐,食不甘味。曾经按摩、针灸等方法治疗,疗效不显著。到我处求治,查其脉象沉而微涩属风寒湿痹、经络不通之象。故立方活血通络,祛风除湿。服药10剂而止痛,二诊又服药10剂行动自如,三诊又取药10剂巩固疗效随访未再复发。

立方:黄芪15g 当归15g 川芎15g 白芷10g 红花10g 丹参30g 乳香10g 没药10g 牛膝15g 川断15g 桑枝50g 寄生30g 忍冬藤30g 木瓜15g 狗脊15g 葛根15g 桂枝15g 焦三仙各15g 车前子10g 生甘草10g

风湿

风湿就是机体受风寒湿的侵袭所致,导致关节疼痛,肌肉疼痛。无论是固定性还是游走性都属同一类型风、寒、湿所造成。只是由于各患者的体质不同所产生的症状不尽相同而已。治疗风湿都应以调补气血,祛风除湿,提高机体素质,增强免疫功能其病自去。

立方:黄芪30g 白术20g 红花10g 当归15g 川芎15g 白芷10g 秦艽10g 羌活10g 木瓜15g 狗脊15g 川断15g 牛膝15g 桂枝15g 桑枝50g 寄生30g 忍冬藤50g 稀签草15g 焦三仙各15g 莱菔子15g 车前子15g 炙甘草10g

腕关节滑膜炎

患者张XX,男,20岁,遵化,大学生。因打篮球腕关节受伤但不严重,本人也没有在意。后来发现腕关节老是疼痛,数月后腕关节肿大活动受限,甚至到最后腕关节不能活动。到骨科医院检查拍片发现腕关节滑膜增厚,骨关节增大。医院说不能手术只有静养。来我处求治,笔者认为由于外伤使腕关节受损气血瘀滞,通过活血化瘀,通经舒络恢复腕关节功能是没问题。立方后患者取药20剂服后关节肿胀减轻,手腕可以轻度活动。有效后又取药20剂服完后复查关节肿胀消失,腕关节活动功能增强。嘱其加强关节活动锻炼,又取药20剂继续服药。前后共服药60剂腕关节恢复正常。

立方:当归15g 川芎15g 白芷10g 红花10g 桃仁10g 乳香10g 没药10g 桑枝50g 寄生20g 忍冬藤50g 桂枝15g 牛膝15g 川断15g 丹参30g 木瓜15g 狗脊15g 黄芪15g 焦三仙各15g 车前子10g

皮下痰核

皮下痰核很类似脂膜炎但并不一样。皮下痰核遍布全身包括脸部、颈部、前胸、后背、两臂、两腿。大如枣、小如豆多得数不清楚,而所有的肿块全在皮下,而且很多凸出体外如赘生物。并且软而不硬,无压痛、不坏死。但渐渐的增长增大,而且周身皮肤生长黑斑,并且黑斑逐渐增多、增大至使周身皮肤变黑,其黑斑是沿着淋巴系统扩进增大。中医学认为皮下痰核属痰湿容于肌肤之间,阻塞了经络而发病。治疗则应以除湿化痰,散结消瘀为主。

病案:张XX,男,36岁,迁安县。2008年8月20日初诊,服药150剂历时十个月而愈。

立方:当归15g 川芎15g 白芷10g 灵芝10g 茯苓30g 白术15g 苍术10g 大贝10g 公英30g 夏枯草30g 土茯苓30g 三棱10g 莪术10g 桂枝15g 马勃10g 焦三仙各20g 黄芪20g 生甘草10g 车前子10g 瓦楞子50g 牛蒡子15g 红花10g

脂膜炎

脂膜炎又名回归型发热结节性非化脓性皮下脂炎,属疑难病范畴。该病症表现为皮下组织中出现大小不等的结节性肿块。以胸、腹、腿、臂等处为主。多者可达数十枚,大的如手掌,小的如豌豆。坚实能动,有的则与皮肤联结。表面略凸出,一般表面皮肤颜色无改变或略有红色,有压痛,可坏死,坏死后渗出脂状物质。急性发作时会发烧、乏力、肌痛、胃肠道反应等症状。慢性期则无明显症状。严重时可累及内脏导致身体虚弱,免疫力下降。

传统医学认为属于痰火郁结在肌肤之间,使气血运行阻滞而成。由于痰郁化火气血阻滞经络郁结为核。故治疗则应以化痰、解瘀、通络、排毒为主。

病案:患者郭XX,女,35岁,丰南区。2008年2月27日就诊共服药130余剂后痊愈,随访没有复发。

立方:当归15g 川芎15g 红花10g 白芷10g 桂枝15g 三棱10g 莪术10g 灵芝10g 茯苓30g 马勃10g 百花蛇草30g 公英20g 夏枯草20g 大贝10g 黄芪15g 车前子10g 焦三仙各15g 陈皮10g

内耳性眩晕

内耳性眩晕又称美尼尔氏征,属于传统医学眩晕范畴。眩者眼目化乱,晕者头脑旋转。因两者往往同时出现,故合称为眩晕。其症状自觉天旋地转,如坐车船之中,不能站立或伴有恶心、呕吐、汗出、震颤等征候。

眩晕的发生原因很多,本节只就内耳性眩晕一症作为探讨。祖国医学认为"诸风掉眩皆属肝"及"无痰不作眩"的古代医理。眩晕皆因湿痰阻滞经络而生火,致使木旺生风,风易上浮而多动,扰及清窍发为眩晕。加上湿痰中阻脾失健运,清气不能上升荣脑,浊气不能下降谷道。湿热相搏,风火湿气上升侵脑。使之目光眩离,头脑旋转,产生耳鸣、耳聋、恶心、呕吐、肢体眼球的震颤、头摇等症状。临床表现还可因各机体素质不同而兼有各种不同的征候。

治疗按急则治其标,缓则治其本的原则。以熄风、清火、化痰、除湿、益气、养血、养肝、健脾等方药辨症施治。

病案:韩XX,男,60岁,丰润。有眩晕症多年,时好时犯,经常发病。每次发病眩晕厉害,恶心、呕吐、数日不能起床。西药输液吃药,效果不甚理想。故求中医药治疗。查其脉象浮缓而滑,属风湿痰阻经络,脾失健运所治。立方嘱其服药,五剂后症状减轻。又取药五剂症状若失而愈。

立方:当归10g 川芎10g 白芷10g 白术15g 苍术15g 茯苓20g 山药30g 槟榔片15g 枳壳15g 莱菔子15g 车前子15g 菊花20g 刺蒺藜15g 苍耳子15g 马勃15g 羌活10g 焦三仙各15g

脑鸣

脑鸣是患者自觉头内轰隆作响,烦躁异常,属头风范畴。由于肝经血郁引起肝风内动上扰清窍,使之风痰袭脑,造成脑内轰鸣作响。治疗则以养血、柔肝、祛风、清脑为主。

病案:李XX,女,57岁,乐亭县。患脑鸣三年有余,西医检查认为属神经性,口服西药无效而求中医治疗。脉象检查肝脉沉而滑,实属肝经血郁,化火生风。故立方活血、舒肝、祛风为主。初诊取药10剂,服后脑鸣明显减轻。二诊又取药10剂,服后而愈。

立方:当归15g 川芎15g 白芷10g 牛蒡子30g 红花10g 地龙10g 三棱10g 莪术10g 石菖蒲10g 丹参30g 菊花30g 刺蒺藜15g 苍耳子15g 羌活10g 稀签草20g 僵蚕10g 马勃10g 茵陈30g 茯苓20g 车前子20g

血郁性耳聋

突发性耳聋大多由于外伤或是脑血管意外性堵塞、梗阻以及肝阳上亢、肝郁化火等多方面原因造成。究其原因都是由于脑内血管血液循环障碍,使其听觉神经得不到血液的营养而造成。治疗这种病症,无论是外伤还是自身的原因,都应以调补正气、活血化瘀、舒经通络、清热泻火为主。

病案一:韩XX,男,19岁,开平。患者为年轻学生玩篮球时被篮球撞击了一下,几天以后就有点儿头晕,患侧耳朵听力就明显下降。CT检查一切正常。求中医治疗,脉象微滑,肝脉偏沉,诊断为血郁性耳聋。治疗以活血、开郁、清热为主。立方后服药20剂听力恢复。

立方:当归20g 川芎20g 白芷10g 红花10g 桃仁10g 地龙10g 牛蒡子20g 三棱10g 莪术10g 黄芪20g 石菖蒲15g 丹参30g 僵蚕10g 茯苓15g 槟榔片15g 炒麦芽20g 枳壳15g 郁金15g 车前子20g

病案二:斑XX,男,60岁,丰南。突发性耳鸣、耳聋,脉象弦属肝郁化火,导致耳鸣、耳聋。立方治疗以活血、开瘀、平肝息风、清热祛湿为主。服药30剂痊愈。

立方:当归15g 川芎15g 白芷10g 红花10g 桃仁10g 地龙10g 赤芍15g 葛根20g 菊花20g 牛蒡子20g 三棱10g 莪术10g 石菖蒲15g 刺蒺藜15g 皂刺10g 车前子15g 焦三仙各15g 忍冬藤30g

视神经萎缩

视神经萎缩是一种较为顽固的病症,由于脑血管供血不良,使眼底及脑内视神经供血不足而导致萎缩,使视力逐渐下降甚至后来的失明。因其病患一般发病缓慢而进行性视力下降。所以治疗上也不会太快恢复,但通过活血、养血、舒肝解郁等方法,就能逐渐恢复起来。

病案:郭XX,女,53岁,玉田。视神经萎缩一年多病史,视力已经很低。并且一直没有间断治疗。来我馆求中医治疗,故拟方以活血、养血、清热明目之剂。服药60余剂后视力基本恢复。

立方:黄芪30g 女贞子20g 当归15g 川芎15g 白芷10g 红花10g 桃

仁 10g 地龙 10g 三棱 10g 莪术 10g 丹参 30g 葛根 20g 菊花 30g 牛蒡子 20g 马勃 10g 茵陈 20g 木贼 15g 车前子 20g 焦三仙各 15g 生甘草 10g 陈皮 10g

帕金森氏症

帕金森氏症属于震颤的范畴。"诸风掉眩皆属肝"主肝风内动的征候,但传统治疗祛风止颤疗效并不显著。故笔者认为应以活血、养血、通络、镇惊安神、健脾和中为主。

病案:温XX,男,40 岁,榛子镇。手抖头轻微震颤。立方后初诊取药 20 剂,服后感觉效果良好手抖,头颤减轻。二诊又取药 20 剂,三诊又取药 20 剂。前后服药 60 剂而愈。

立方:当归 20g 川芎 15g 白芷 10g 三棱 10g 莪术 10g 红花 10g 地龙 10g 白术 15g 山药 30g 大贝 10g 磁石 50g 炒枣仁 10g 柏子仁 10g 琥珀 10g 石决明 30g 珍珠母 30g 木香 15g 焦三仙各 15g 茯苓 30g 莱菔子 15g 黄芪 15g

癫痫

癫痫是一种易诊断难治疗的顽固性病症,无论是原发性还是继发性都十分难以治愈。因为癫痫的发病机理复杂,西医认为是大脑皮质层痉挛诱发癫痫,但传统医学认为"诸风掉眩皆属肝"究其病理笔者认为属寒气容于肝经脉络之间,肝风内动上袭大脑以至闭塞清窍所致而发病。治疗此症则应以活血、通经络、祛寒湿、镇静安神、解痉为主。

立方:当归 15g 川芎 15g 白芷 10g 红花 10g 地龙 10g 牛蒡子 20g 僵蚕 10g 三棱 10g 莪术 10g 琥珀 15g 灵芝 10g 茯神 30g 葛根 15g 磁石 50g 枣仁 15g 珍珠母 30g 槟榔片 15g 夏枯草 30g 炒麦芽 30g 车前子 20g 木

香 15g 大贝 10g

杨 XX，女，20 岁，卢龙。从小患癫痫，长期服用苯妥英钠、苯巴比妥类镇静药。后服本方中药 100 余剂而愈，三年随访未见复发。

刘 XX，女，20 岁，四川。该患者三年前因煤气中毒留下后遗症继发性癫痫，因发作频繁无法上学而休学一年。因父母来唐山打工，故来唐山治疗。服药 60 剂痊愈，后重回学校复课读书一年未见复发。

癫狂

癫狂属精神病有分裂症、抑郁症、焦虑症、强迫症等各种不同表现症状。有的嗜睡，有的不睡，有的狂躁，有的抑郁，无论出现何种症状都是患者本人的性格有关。所以笔者认为无论什么类型治疗上应同一机理活血、化滞、开郁、安神、镇惊为主。以此方案治愈无数各种类型精神疾患，此方是个非常有效的方剂。

立方：当归 15g 川芎 15g 丹参 30g 三棱 15g 莪术 15g 郁金 15g 香附 15g 木香 15g 枣仁 20g 柏子仁 15g 磁石 50g 珍珠母 30g 石决明 30g 焦三仙各 15g 茯神 15g 陈皮 15g 车前子 10g

不安腿综合症

不安腿综合症是西医神经科的病症名称。其症状是每当夜晚腿部就有一种说不出难以形容的难过感觉。这种感觉既不和疼痛一样，也不和麻木感觉一样，非常的难过，非常的痛苦。症状发作时间为数十分钟到数小时，病史越长发作时间也越长。症状过后如同常人，才能正常活动和睡眠。每天晚上发作一次或数晚发作一次。这种病症还是一种较为难治的一种病症。

中医认为该病症属于正气偏虚，寒滞肝脉，使肝的经脉挛急。肝主筋、主血,由于肝脉的气血郁结,使肝气不能输布四肢,造成肝的经脉挛急。血不能荣筋,造成腿部的不舒。治疗则应以活血、理气、舒肝、通络、祛风、安神、养血为主。

病案:孟XX,男,丰南人。患者曾天津、北京等多处医院诊治,口服卡马西平之类的神经性药物,数年不愈。来本医馆就医后,首次口服中药 20 剂,症状明显好转,二诊又取药 20 剂后病症消失,基本痊愈,随访未见复发。

立方:黄芪30g 女贞子20g 当归20g 川芎20g 白芷10g 红花10g 地龙10g 三棱15g 莪术15g 灵芝10g 茯苓30g 桑枝50g 寄生30g 葛根15g 枣仁15g 木瓜15g 牛膝15g 桂枝15g 川断15g 秦艽10g 羌活10g 焦三仙各15g 车前子10g 炙甘草10g 莱菔子15g 香附15g

Q 热立克次体感染

患者易 XX,古冶区,农民,男 50 岁,奶牛养殖专业户。2009 年初突然发病,高热在 38 - 40 度之间,症状为畏寒、头痛、四肢肌肉酸痛乏力。到医院检查白细胞总数及分类多属正常,其他各项都没有问题,查不出原因,但就是高热不退。连续大剂量青霉素每日 1000 万单位点滴连续 15 天,用药期间体温稍降,停药两天后高热又升至 38 - 40 度之间又继续青霉素点滴,如此反复两个月,一旦停药体温就上升到 38 - 40 度之间。

患者于 2009 年 3 月 18 日求中医治疗。通过四诊检查发现患者脉象洪大有力而不数,属于热入卫分,气分之象。询问得知乃养牛专业户,考虑到可能由病兽传染所致,属于疫毒感染。当即立方以清热解毒为主。服药 5 剂后复诊已经脉静身凉没有发热征兆。依前方又取药 5 剂后患者以不再有发热的感觉精神状况良好痊愈。

该患者以养牛为业受病牛传染所致。各种症状和 Q 热立克次体感染病症相符合,而且大剂量抗生素无效都和 Q 热立克次体病症相符,故确诊为立克次体感染症,属中医学疫症范畴。由于疫毒侵犯卫分、气分故脉象洪而不数。虽在冬日发病仍属温病范畴。古人云:"温病大热不宜发汗",温为阳邪,热毒化火,易于伤津耗阴。因此清热解毒是关键,只要大剂量清热解毒把住气分、卫分之关,勿使侵入营分。护好阴津就不会逆转,故此本方以清热解毒、滋阴润燥为主,其症就不日而愈。

立方:生地 15g 玄参 15g 知母 15g 黄精 15g 茵陈 50g 苦参 15g 大贝 10g 公英 30g 夏枯草 20g 柴胡 10g 桂枝 10g 羌活 10g 茯苓 15g 牡丹皮 15g 地骨皮 15g 黄芪 15g 女贞子 20g 白术 15g 山药 30g 焦三仙各 15g 金钱草 30g 车前子 15g 生甘草 10g

白塞氏

白塞氏病是一种免疫力低下称胶原性疾病。中医认为属于脾胃阴虚、阴阳失衡的一种病症。治疗此病以滋阴补脾为主。此方治疗多例由口腔溃疡最后白塞氏病的患者,疗效显著。

立方:生地 15g 玄参 15g 黄芪 15g 女贞子 20g 黄精 15g 玉竹 15g 灵芝 10g 茯苓 30g 大贝 10g 白术 15g 山药 30g 土茯苓 30g 马勃 10g 茵陈 20g 苦参 15g 车前子 10g 生甘草 10g

失音

病案:李 XX,女,44 岁。声音嘶哑一年多而且逐渐发展越来越严重后来说话几乎无声,喉镜检查发现声带增厚有息肉。患者不愿意手术求中医保守治疗。传统医学认为属气结脖颈,使血郁咽喉。治疗应活血散结为主。立方后患者取药 20 剂服后自觉咽部舒服,说话发声都有所好转。二诊又取药 20 剂,服完后咽部不造感消失说话发声如常。

立方:当归 15g 川芎 15g 白芷 10g 赤芍 15g 大贝 10g 丹参 30g 公英 30g 夏枯草 30g 马勃 10g 僵蚕 10g 蝉蜕 10g 灵芝 10g 茯苓 30g 焦三仙各 15g 玄参 15g 车前子 10g 生甘草 10g

亚急性甲状腺炎

患者:崔 XX,女,55 岁,黑龙江人。因脖子疼痛一年多而且越来越严重,每天靠吃止痛药维持。曾多次去当地医院检查治疗,因大量消炎药无效,后来本馆求医。经查认为属于亚急性甲状腺炎,应以活血散结、理气消瘀为主。立方服药 10 剂后疼痛减轻,又服药 15 剂疼痛消失,又服药 10 剂巩固疗效。

立方:当归 15g 川芎 15g 白芷 10g 牛蒡子 15g 马勃 10g 大贝 10g 公英 30g 夏枯草 30g 茯苓 20g 忍冬藤 50g 连翘 15g 丹参 20g 赤芍 15g 三棱 10g 莪术 10g 灵芝 10g 焦三仙各 15g 莱菔子 20g 车前子 15g 生甘草 10g

甲状腺机能亢进

甲状腺机能亢进简称甲亢,是由于某种病毒侵犯了甲状腺引起甲状腺肿大或出现结节,刺激甲状腺体使其内分泌紊乱产生大量激素。由于甲状腺素的亢进激素生成水平过高,使人体出现心动过速、出汗乏力、颤抖,甚至麻痹等甲亢危象。传统医学认为甲亢属于痰气郁结化火,导致阴虚血热并且火老成风故出现震颤等征候。

中医药治疗甲亢疗效稳定愈后不复发,没有毒副作用等优点。治疗原则以滋阴降火,开郁散结为主。此方曾多次使用,无数甲亢患者都取得很好的疗效。

病案:刘 XX,女,42 岁,河南省。患甲亢 10 年曾在河南安阳某医院治疗未愈。2008 年来本院治疗,口服中药 100 剂痊愈,各项指标正常。

立方:生地 15g 玄参 15g 菊花 20g 灵芝 10g 茯苓 20g 公英 30g 夏枯草 30g 大贝 10g 昆布 20g 海藻 20g 丹参 30g 降香 15g 三棱 10g 莪术 10g 木香 10g 炒麦芽 30g 枳壳 15g 车前子 10g

甲状腺机能减退

由于手术切除甲状腺或其他原因导致甲状腺机能减退就称为甲减。此种病症是属于一种亏损型的疾病,患者多数心动减缓,四肢乏力甚至出现周身水肿,属于阳虚的范畴。但单纯补阳疗效不佳,应以活血、补气、补肾、健脾综合性治疗。

病案:尹 XX,女,37 岁,唐山市。原发性甲状腺机能减退,自觉心慌胸闷,四肢乏力,下肢浮肿,经期错后。脉象浮缓,属气血两亏型。因患者结婚较晚一直未孕,很想怀孕生子,所以求中医治疗。立方后患者初诊取药 10 剂,服药后感觉良好又连续服药 30 余剂后停药。症状感觉都很好,一个月后自然受孕。

立方:当归 15g 川芎 15g 黄芪 30g 丹参 30g 降香 15g 大贝 10g 熟地 15g 杜仲 15g 生地 15g 公英 20g 夏枯草 20g 郁金 10g 香附 15g 灵芝 10g 茯苓 15g 桔核 20g 焦三仙各 15g 车前子 15g

急性肾功能衰竭

患者于 XX ,29 岁,滦南人。医院诊断为肾病导致肾功能衰竭,化验尿蛋白＋＋＋ 潜血＋＋＋ 氯 109 尿素氮 12.6 尿酸 504.2 肌酐 366.9 红细胞 382.2 白细胞 13.3。

2008 年 6 月 16 日初诊中医认为热毒侵犯肾脏,使肾经血流循环受阻,肾气亏虚、肾精不足造成肾功能衰竭。治疗应补土填精、活血、利肾、凉血、解毒为主。该患者共服药 100 剂而愈。各项指标趋于正常。

立方:熟地 20g 杜仲 20g 生地 10g 玄参 10g 忍冬藤 30g 丹参 20g 当归 15g 红花 10g 白术 15g 山药 30g 大贝 10g 茯苓 20g 金钱草 20g 泽泻 15g 菟丝子 10g 寄生 20g 桑枝 30g 灵芝 10g 内金 20g 焦三仙各 15g 黄芪 15g 莱菔子 10g

遗尿

患者戴 XX ,女,20 岁,新军屯,理工大学学生。该患者从小就有长期夜间遗尿久治不愈。2008 年 8 月 12 日初诊脉象左尺沉而微滑,右尺沉弱无力,属于肾阳亏虚,肾气不足,膀胱收缩无力致使造成无梦而遗。前方治疗多以补肾涩尿,故疗效甚微。笔者认为患者正值青春年华,肾气之所以不固是因为肾经血液循环不良,造成膀胱麻痹不能固尿。所以治疗应以补气健脾、活血、化瘀改善肾经血流,血液供应充足,肾气自然充盈,而尿液不固自固矣。根据前意立方患者只服 10 剂就痊愈无疾了。

立方:黄芪 30g 丹参 30g 当归 15g 川芎 15g 白芷 10g 茯苓 15g 坤草 30g 白术 15g 山药 30g 枳壳 15g 红花 10g 地龙 10g 三棱 10g 莪术 10g 小茴香 15g 桔核 15g 车前子 10g 生甘草 10g

尿失禁

病案:刘 XX,女,45 岁,丰润。患者主诉尿频,忍不住尿经常尿裤子已经 3 年。脉象右尺沉弱左尺偏滑,属肾阳亏虚之象。立方应以补肾健脾补中气为主。此方并未固涩,服药后遗尿、尿频的症状明显改善,30 剂后完全康复。

立方:黄芪 30g 白术 15g 山药 30g 茯苓 20g 洋火叶 30g 菟丝子 15g 土茯苓 30g 当归 15g 川芎 15g 白芷 10g 丹参 30g 小茴香 15g 桔核 15g 忍冬藤 30g 金钱草 20g 车前子 15g 焦三仙各 15g 莱菔子 15g

此方贵在补肾活血健脾补中,所以虽不固涩但其疗效更甚于固涩。

肾阳虚 肾盂积液

病案:毕 XX,男,20 岁,南堡开发区。患者排尿无力,尿不尽,肾盂积液。曾多方治疗因不明原因而医治无效。来我处后诊其脉,脉象左尺虚大而滑,右迟沉细无力,属肾阳虚亏之症。治疗则以补肾壮阳、活血、利尿、健脾为主。初诊取药 10 剂,复诊又取药 20 剂而愈。

立方:黄芪 15g 当归 15g 川芎 15g 白芷 10g 红花 10g 丹参 30g 坤草 30g 桂枝 15g 茯苓 30g 金钱草 30g 车前子 20g 熟地 20g 杜仲 15g 洋火叶 30g 皂刺 10g 土茯苓 30g 焦三仙各 20g 白术 15g 枳壳 15g 内金 20g

白内障

病案:李 XX,男,67 岁,丰南大佟庄。患者白内障多年逐渐导致眼睛失明,经查发现眼底血栓导致眼底供血不良,而使眼睛失明。中医认为属肝经血郁,肝开窍于目故使眼睛不明。治则应活血化瘀、清肝明目为主。立方后患者服药 40 余剂从而恢复了部分视力,疗效很好。

立方:当归 15g 川芎 15g 白芷 10g 红花 10g 丹参 30g 地龙 10g 黄芪 30g 白术 15g 山药 30g 大贝 10g 降香 15g 三棱 10g 莪术 10g 刺蒺藜 15g 木贼 15g 青葙子 15g 菊花 30g 车前子 20g 莱菔子 10g

漫谈癌症的发病与防治

（一）

癌症是当今世界上发病率和死亡率很高的疾病之一，也是威胁人类健康的一大杀手。人一旦患上了癌症，在精神上和肉体上都会造成极大的伤害。

人为什么会得癌症？医学界众说纷纭，有人认为是火，有人认为是寒；有人认为是物理因素，有人则认为是化学因素；似乎都有一定的道理，但又都没有一个真正的理论依据。大多数医者认为：癌症还是由人体的正常细胞受到某些带有放射性物质的毒素的感染刺激后，而产生变异，裂变成癌细胞，造成对人体的伤害。

由于自然界中带有放射性物质的因素很多，如：大理石及各类砖石等建筑材料；一些带有放射性的病毒等。总之，自然界中这些含有放射性的物质很多很多，而且每时每刻都在侵袭着人类，危害着人类的身体健康。但这并不可怕，因为自然界总是相互制约的，保持着相对的平衡。尽管有很多的放射性物质，但也有很多物质来克制着这些对人类有害的物质如：绿色的植物，自然界中大量绿色植物吸附和阻挡了大量的放射，并将其转换成自身生长的能量；以及还有很多鲜为人知的物质等。再加上人类自身的抵御能力等，都在抵抗和制约着这些有害的东西。所以人类在自然界生活是很安全的。

为什么世界上还仍然有很多癌症患者呢？尤其是我国的癌症发病率还很高。对于这个问题，笔者通过调查研究发现癌症的发病率还是有选择性的。并不是人人都有患上癌症的几率。而且由于自然环境、人文环境和一些特殊人体被一定能量的放射性物质侵袭后，就极易使特殊机体产生变化而导致癌症的发生。

这就是为什么在同等的环境条件下，有人患上癌症而大多数人群就不患此病症的根源所在。这就是人体的差别,这就是特殊机体。这些人体差别主要是遗传因素形成的,通过调研发现大多数癌症患者的家庭大多有癌症的发病史。也就是说由于人类种群的不同各种族、家族之间存着差异,而这些差异又通过遗传基因一代一代的传递下去。正是由于这种遗传差异造成一些人的机体对放射性物质的防御能力较差,才导致癌症的发病。

例一:王荣的祖母六十多岁缓肝癌死亡,其父在六十多岁又患肝癌而逝。王荣在四十多岁也患肝癌故去。

例二:一李氏家族,因其父患胃癌于六十余岁死亡,其五个儿子,其中有四个儿子分别患喉癌、胃癌、食道癌并相继死亡,终年都在六十岁左右。

例三:田氏家族,其母癌症 70 多岁死亡,两个儿子,长子患胃癌 70 多岁死亡,次子患食道癌 60 岁左右死亡。

例四:付荣患鼻咽癌 40 岁左右,其女患血癌不足 18 岁,父女二人相隔 3 个月相继死亡。

从以上几个典型病例来看,癌症的遗传发病率是很高的,而且发病年龄有逐渐年轻化的趋势。

癌症虽然是一种很难治愈的疾病,但并不可怕,它是完全可以防治和治疗的。由于癌症的发病多是由一些放射性物质所诱发,所以自然界造物就总是一生一克来维持自然界的生态平衡的,这就是大自然的本能。因此自然界就生产出很多物种来抵抗和消除这些放射性物质;而这些物种可以把自然界中的放射性物质吸收、转化、加以利用,成为自己生长所需的能量,从而消除或抵抗这些有害物质。如生物界中的多孔菌类植物,它们对带有放射性的物质就很感兴趣;它们把这些放射性物质吸收后,通过自身转换使其变成可利用的物质,刺激本身的细胞,使其分裂加快,从而加快自身的生长速度。由于菌类植物对放射性物质有极好的吸附转化功能,所以它们对人体内的放射性毒素同样能起到一定的吸收、转化和克制作用。所以多孔菌类对各类型的癌症都有很好的治疗和预防作用。

（二）

由于癌症的发病是特殊机体,受放射性物质的侵蚀感染所导致放射性物质就产生的癌症的癌生动力源。控制癌生动力就等于控制癌症的发展。由于放射性物质对人的机体,基因组织的干扰,使基因组织对细胞组织无法进行正常的调控:造成有机体的细胞分化复制以及排列等产生一系列的变化,从有序排列变成无序混乱的状态。使正常的增殖分裂的细胞组织转化成无序状态下的新类型的细胞组织——癌细胞。这种新的细胞癌细胞在癌生动力的刺激下速度生长、分裂和复制。它们的无所顾忌为所欲为无限扩大到处抢夺,掠取大量的营养物质供其生长,而且营养越丰富其分裂复制无序也就越快越多。大量的无序细胞在分裂复制过程中,产生大量的代谢产物——毒素。这些毒素被机体重复的吸收,造成机体各个器官中毒、受损甚至失掉原有的功能。这也是癌症患者导致死亡的原因之一,另外由于癌细胞的分裂可使癌细胞像种子一样沿血液及内分泌液体流向机体的各个器官。一旦适应其生长,马上就会落地生根重新又发展起新一处病灶,这就是所谓的癌转移。

因为癌细胞大量掠夺机体营养物质,造成机体营养不良,使各个器官缺乏营养不能正常工作,出现有机体的衰竭,也是癌症患者的死亡原因。

癌症能不能治好,如何治疗是当今医学界所存在的一大课题。因此要想治愈癌症,首先要清楚癌症的发病机理,找出其致癌的因素,也就不难找出其治疗方法。

有人认为癌症的发病机理十分复杂,不是单一因素。笔者认为癌症的发病因素并不复杂,其机理是一致的。无论是任何一种癌症虽其症状各不相同,只不过是各患者的机体差异和各个器官感受癌症病变的程度不同而产生出各类型的癌症。这一机体差别主要来源于自身遗传基因的差别,因为癌症患者的基因组大多数都有一定的缺陷而这种基因缺陷是遗传获得的;也就是说由先天获得。由于基因组的缺陷使各类放射性物质极易产生对人机体各个部位的侵蚀和伤害而导致癌症的发生。

既然癌症是由放射性物质所导致,那么有没有其他物质对放射性物质有抵制或是清除的作用呢? 回答是肯定的,自然界是多元的,任何一种东西都是会有相生相克的;都有互为因果关系的。就像有水就有火一样。那么什么物质会对放射性物质相抵消呢? 据现在所知道的,在生物界的多孔菌类植物对放射性物质就有极好的吸附抵消作用。如:灵芝、茯苓、马勃、木耳、蘑菇等,而半枝莲、白花蛇草、芦荟等对癌细胞所产生的毒素又有很好的杀灭清除作用。

通过抑制吸附放射性物质对机体的损伤,加强机体基因的修复;清除癌细胞所产生的毒素,增强机体素质,树立良好的心理素质,癌症就一定能治愈。

肝癌

病案:陈XX,女,50岁,丰润区。2007年8月经丰润医院检查发现肝部有一鸭卵大小的肿块,确诊为癌症,需手术治疗。因患者不愿手术,转来我处求中医保守治疗。通过诊脉肝脉沉滑实而有力,属肝气郁结、肝经血郁之症。拟以理气、活血、消瘀、散节为主。立方后一诊取药20剂服药后肝区疼痛消失症状改善;二诊又取药20剂服完药检查鸭卵大小的肿块缩小为栗子大小,患者一家非常高兴;三诊又取药20剂服完后肿块基本消失;四诊又取药20剂巩固。后随访未见复发。

立方:灵芝15g 茯苓30g 马勃15g 大贝10g 三棱10g 莪术10g 公英

30g 夏枯草 20g 白花蛇舌草 20g 桂枝 20g 茵陈 30g 木香 15g 炒麦芽 30g 香附 15g 白扁豆 20g 车前子 10g

乳腺癌术后伤口不愈合

病案:赵 XX ,女,50 岁,唐山市东窑。乳腺癌手术切除全部乳房,术后伤口长期溃疡流脓血;经唐钢医院反复换药半年多但伤口一直不能愈合。有医生提示说:"伤口老化不易愈合,应重新扩创伤口割去老肉和腐肉以利新组织生长。"也有医生提出不同看法,认为伤口已经很大如再行扩创,如果仍不收口会导致伤口更大更难愈合。后来到本处求中医治疗。笔者认为患者术后造成气血亏虚、营卫不调致使残余的癌细胞组织不能彻底根除,使伤口不能愈合。故立方以补气血、除恶毒为主。患者口服中药 20 剂伤口全部愈合。

立方:灵芝 10g 茯苓 30g 马勃 20g 白花蛇舌草 30g 黄芪 30g 女贞子 20g 炒麦芽 60g 陈皮 15g 金银花 15g 枳壳 10g

妇科

妇科者属于妇女之科目是中医理论中独立的一个科目,有其专一的理论依据,而有别于其他科目,故称之为妇科。

妇科有很多种妇科特有的疾病,虽然各种疾病不尽相同,在治疗上还是有一定治疗原则和章法。

妇科的治疗原则

一、调气血

气为血之帅,血为气之母。只有气血和谐相互协调才能使身体康健,但也要根据临床症状分清主次。气分病则以理气为主,理血为辅。

血分病则以理血为主,理气为辅。

二、和脾胃

脾胃乃后天之本,带脉之根基,气血之来源。所以调理气血还要调理脾胃,让脾胃功能增强。水谷精微的运化、输布功能的提高,使之益气生血。全身脏腑经络组织得到充分的营养,提高人体素质,增强抗病免疫能力。

三、理肝肾

肝脏冲脉之基,其经脉主司生殖系统,另外肝主生发、主舒达调畅气机、通利气血,所以理肝是治疗妇科疾患的首要部分。

肾脏生命的先天之所主生殖,故肾气的充盈与否直接影响着妇科的好坏,治理妇科调理肾气是非常重要的。

调经(一)

月经先期

月经周期缩短少于 25 天者,称为月经先期。一般月经先期可分为血热妄行和气虚不固两大类型。

一、血热月经先期:由于素体内热或平素嗜辛热类食物或过服辛热暖宫之类的药物或因肝郁化火或阴虚阳盛等均能影响冲任二脉,迫使经血先期而下。

1. 实热证。大多见于青年,流血量大,色紫红,质粘稠,多有心烦,胸闷,脉搏滑而有力等现象。治疗宜清热,凉血为主。

立方:生地15g 玄参15g 知母15g 黄柏10g 牡丹皮15g 地骨皮15g 柴胡10g 当归10g

如经血含块多加丹参15g 三棱10g 莪术10g 腹疼加香附15g 郁金15g 白芍15g 延胡索10g

2. 虚热证。多见体瘦或有结核患者,此类病人月经出血量较少,色鲜红或深红,质稠粘,两颧发红,手足心发热,舌质红,脉搏细数有力。治疗宜滋阴清热为主。

立方:当归15g 白芍15g 生地15g 玉竹15g 黄精15g 麦冬15g 女贞子20g 牡丹皮15g 地骨皮15g 茯苓15g 茵陈15g 益母草20g 白术10g 香附10g 炒麦芽20g 桑寄生15g

3.肝郁化火证。此类患者多性情急躁,月经量或多或少,血色鲜红或紫红,或夹有瘀块,乳房、胸肋和小腹有胀痛,烦躁易怒,脉象弦散。治疗宜清肝、解郁、清热。

立方:当归15g 白芍15g 赤芍15g 茯苓10g 郁金10g 香附15g 木香15g 柴胡10g 大贝10g 青皮15g 生甘草10g

如有头晕,头痛加菊花15g ;嗳气吞酸加枳壳,莱菔子;经量少有血块加丹参15g 益母草15g;发热加生地15g 牡丹皮10g 地骨皮10g

以上几类病症属于血热的范畴,又分为血热,虚热和肝郁,所以在临床辨症上根据不同的症状辨证施治,加减变通。

二、气虚不固先期

气虚先期,经量多以血量较多,色淡,质稀,小腹有空坠感或腹部发胀,精神萎靡不振,疲乏,倦怠,食少,便溏和便秘,舌质淡,脉虚而无力或数而无力。治疗宜补气、摄血、健脾、调中为主。

立方:黄芪15g 党参15g 白术15g 白芍10g 茯苓10g 山药30g 白扁豆15g 菟丝子15g 炙甘草10g 当归15g 熟地15g 杜仲15g 焦三仙各15g 莱菔子10g 车前子10g 枣仁10g

此类患者多因心脾两虚,中气不足,造成气血两亏而引起月经先期;故重用补气、健脾、补肾、安神以治本之法,无不立见功效者。

月经后期

月经周期延长,超过35天以上者,称为月经后期。产生本病的原因分为血虚和血瘀两类。

一、血虚型。血虚后期者由于体质虚弱或因长期失血,或大病,久病,或因产乳过多伤耗阴血,或因脾虚运化失调以致冲任二脉失调血虚,经血不能按时而下。

此类病人出血量很少或一见即无,血色淡红,小腹一般不胀不痛,面色萎黄,身体瘦弱,常感头晕,眼花,心慌,气短,舌质淡无苔,脉细若无力。治疗宜补益气血为主。

立方:黄芪30g 党参30g 熟地15g 杜仲15g 菟丝子15g 龟板胶10g 鹿角胶10g 当归10g 川芎10g 白芍15g 白术15g 山药30g 莱菔子10g 陈皮10g 茯苓10g 益母草15g 炙甘草10g 车前子10g

如经量少手足发凉加肉桂10g;小腹痛加小茴香10g 香附10g 炮姜5g

二、血寒型。血寒后期者临床又分为实寒和虚寒两种。

1. 实寒证。经血量少而且行经不畅,颜色暗红,小腹绞痛。治疗宜温经、散寒、行滞为主。

立方:当归15g 川芎15g 白芷10g 小茴香15g 三棱10g 莪术10g 桂枝15g 炮姜10g 丹参30g 降香15g 党参15g 黄芪15g 赤芍10g 香附15g 五灵脂10g 生甘草10g 陈皮15g

腹痛严重者加郁金15g 延胡索10g;腹胀加木香15g 焦三仙各15g 莱菔子15g

2. 虚寒证。此类病人经血色淡,血量少或量多如黑豆水样,小腹隐隐作痛,喜暖喜按,腰膝酸软无力,舌质淡,脉沉迟无力。治疗宜温经、养血、健脾、除湿。

立方:黄芪15g 党参15g 白术15g 当归15g 川芎10g 菟丝子15g 巴戟天15g 洋火叶20g 丹参20g 益母草20g 小茴香15g 香附15g 茯苓15g

陈皮 15g 炒麦芽 30g 山药 30g 生甘草 10g 车前子 10g

三、气滞型。由于情志不舒,气机不畅,肝气郁结,气滞则血滞,气郁则血郁。证状表现为经前,经期乳房胀痛,小腹胀痛,情绪急躁,易怒,胸闷不舒,脉象弦或涩。治疗宜开郁、行气、散结、化瘀。

立方:当归 15g 川芎 15g 赤芍 15g 郁金 15g 香附 15g 三棱 10g 莪术 10g 木香 15g 青皮 15g 橘核 15g 益母草 20g 大贝 10g 茯苓 15g 丹参 20g 焦三仙各 15g 莱菔子 15g 生甘草 10g

月经先后无定期

月经不按周期来潮或先或后,没有一定的规律,被称之为月经先后无定期。如不治疗,不但不易孕育,并易演变成功能性子宫出血,也就是崩漏之症。如果在天癸将绝未绝之时,出现周期紊乱,如身体无特殊症候时属生理现象。

本病的产生主要是气血不调,冲任功能紊乱,多因肝气郁结,肾气亏虚,阴阳失调所导致。

一、肝郁。肝喜舒达,若平素性情抑郁或愤怒过度使肝气逆转郁结,造成任冲脉络功能失常,造成气血运行紊乱而成病证。一般症状经期无常,出血量或多或少,质量正常,乳房、小腹胀痛,胸闷不舒常太息,脉微弦。治疗宜舒肝、解郁、和血、养血。

立方:当归 15g 白芍 15g 赤芍 10g 白术 15g 茯苓 15g 柴胡 10g 郁金 10g 香附 15g 桑寄生 20g 益母草 20g 三棱 10g 莪术 10g 枳壳 10g 莱菔子 15g 生甘草 10g

二、肾虚。平素机体虚弱,肾气不足,以致冲任失调。症状为月经血量偏少,色淡,质稀薄,小腹空坠感,腰膝酸软如折,头晕耳鸣,疲劳乏力,脉沉弱。治疗宜补肾、填精、益阴血。

立方:熟地 15g 杜仲 15g 山茱萸 15g 菟丝子 15g 枸杞子 15g 白术 10g 白芍 15g 山药 30g 党参 15g 当归 15g 丹参 15g 益母草 15g 陈皮 10g 炒麦芽 30g 车前子 10g 炙甘草 10g 巴戟天 10g

月经量的改变

一、月经过多、崩漏

月经量过多而且月经周期不变或是经期时间延长,而月经周期不改变,这就属于月经过多。如果大量出血或经期无限延长而没有月经周期性,这就属于崩漏的范畴。

崩与漏在病势上又有轻重之分别。来势急,出血量多谓之崩;来势缓,出血量少的谓之漏。但这种病有时是可相互转化的。

病因病理:月经量多和发生崩漏的主要病理是由于冲任损伤,不能固摄;冲任损伤的原因多是血热,气虚,血瘀等多方面原因;但以血热,气虚较为多见。

1.血热。机体素来阳盛,由外感热邪或过食辛辣之品或七情过极,火郁于内,迫血妄行或大怒伤肝,肝经火炽,血失所藏。

症状:血气鲜红,气味腥臭,出血量或多或少,心烦意乱,脉象洪数有力。如大量失血后也可能出现革,芤之脉象。治疗宜清热、凉血、止血为主。

立方:生地 15g 玄参 15g 知母 15g 地榆 15g 小蓟 15g 仙鹤草 20g 生栀子 15g 牡丹皮 15g 地骨皮 15g 白术 15g 炒麦芽 30g 茯苓 15g 生甘草 10g 车前子 15g 牡蛎 30g

如血量大,血块多加黄芪 30g 党参 15g 三七粉 10g(冲);小腹胀痛加香附 15g 当归 10g 柴胡 10g 莱菔子 15g

2.气虚。月经量过多崩漏症:由于思虑过度,损伤心脾或久病体虚,中气不足,脾虚不能统摄,以致冲任不固,出血过多。

症状:血色鲜红或淡红,血量或多或少或淋漓不断,腰腹有坠胀感,肢体无力,易出汗,脉细弱或细数无力。如长期大量失血后,脉象会出现芤脉。治疗宜补气、益血、止血为主。

立方:黄芪 30g 党参 30g 白术 20g 山药 30g 白芍 15g 茯苓 15g 炮姜 6g 熟地 15g 山茱萸 15g 仙鹤草 20g 地榆炭 30g 三七粉 10g(冲) 五味子 10g 陈皮 15g 炙甘草 10g 炒麦芽 30g

3.血瘀。月经过多崩漏症:小腹疼痛拒按,下有血块,血块排出后腹痛减轻,脉沉涩或细数。治疗宜化瘀、止血为主。

立方:当归 10g 川芎 10g 赤芍 15g 丹参 15g 三棱 10g 莪术 10g 香附 15g 五灵脂 10g 小茴香 15g 橘核 15g 枳壳 15g 白术 15g 黄芪 15g 生地榆 20g 三七粉 10g(冲) 小蓟 20g 生甘草 10g

月 经 过 少 闭 经

月经量少于平时或出血时间偏短称为月经过少。不能按周期来月经甚至不来月经称之为闭经。月经过少和闭经虽在概念上有所区别,但病因病理基本上是一致的;大多数是由于与冲任有关的脏器功能失调所导致。

一、脾虚型。由于饮食不节或疲劳过度或误服汗或下等攻伐之药,损伤脾土,使脾气损伤造成水谷精微之生化不足;使之血虚而冲任失其所养,导致月经量减少或闭经不行,是一种虚损型。

症状见月经过少或闭经不行,食欲减退,口淡无味或见腹胀,便溏或有浮肿、疲乏、肢冷等一系列脾虚证候。治疗宜补脾、益气、温阳、养血、补肾、调经为主。

立方:党参 15g 黄芪 30g 白术 15g 山药 30g 当归 15g 川芎 15g 丹参

30g 益母草 30g 赤芍 15g 白芍 15g 菟丝子 15g 洋火叶 15g 杜仲 15g 焦三仙各 15g 莱菔子 10g 枳壳 10g 陈皮 10g 炙甘草 10g

二、血虚型。因吐血、咯血、便血等反复消耗损失血液或大病、久病以及流产小产等伤血,造成血虚,血少而使月经过少或月经停行。

症状为月经过少或闭经见面色苍白,头晕眼花,心悸体弱,舌淡苔少或无苔,脉细而无力或脉见革芤之象。

如见阴亏血枯者则兼见两颧潮红,手足心热,潮热盗汗,心烦失眠,唇干舌红等阴精亏损之症状,脉象多细而数。治疗血虚以补血为主兼以益气调经。

立方:当归 15g 川芎 15g 白芍 15g 熟地 15g 黄芪 15g 党参 15g 女贞子 20g 枸杞子 20g 龟板胶 10g 阿胶 10g 白术 15g 山药 30g 益母草 20g 陈皮 15g 枳壳 15g 焦三仙各 15g 车前子 10g

血枯阴亏者则应以滋阴、养肝、补肾、益血为主。

立方:当归 15g 白芍 15g 熟地 15g 生地 15g 白术 15g 山药 30g 女贞子 20g 黄精 20g 麦冬 15g 玉竹 15g 益母草 30g 牡丹皮 10g 地骨皮 10g 生甘草 10g

三、气滞血瘀型。月经过少、闭经多因情志内伤,肝气郁结造成气滞血瘀,冲任受阻,亦有经期产后余血未尽之时继而受外寒,内伤而造成。

症状为胸闷出长气,性情急躁易怒,小腹胀痛,甚则两肋及乳房皆感胀痛,舌质或紫或有斑,脉弦涩。治疗以行气、舒滞、活血、祛瘀为主。

立方:当归 15g 川芎 15g 白芷 10g 红花 10g 桃仁 10g 地龙 10g 三棱 10g 莪术 10g 郁金 15g 香附 15g 丹参 30g 橘核 15g 枳壳 15g 大贝 10g 焦山楂 30g 青皮 15g 桂枝 15g 木香 15g

四、寒湿凝滞型。月经过少、闭经,多以经产之时感受风寒或内伤生冷,寒邪乘虚容于冲任或因阳气素虚不能运化水湿,令湿浊流住下焦滞于冲任。

症状:小腹冷痛,白带多,胸闷,恶心,大便溏,小便清,肢冷,苔白,脉濡缓。治疗以温经散寒、燥湿化痰为主。

立方:苍术15g 白术15g 山药30g 白扁豆20g 炮姜10g 肉桂15g 茯苓20g 小茴香15g 当归15g 川芎15g 白芷10g 红花10g 丹参30g 黄芪15g 党参15g 焦三仙各15g 莱菔子15g 香附15g 枳壳15g 陈皮15g

痛经

妇女在行经之前或在行经时及行经之后,下腹部感到剧烈的疼痛,被称之为痛经。这种疼痛可牵至腰部或胯部或上腹部,当疼痛发作时往往需要卧床不能工作,还会伴有恶心、呕吐及头痛,烦躁等症状。

痛经的主要原因是由于行经不畅所引起,故有不通则痛之说,而引起行经不畅的因素有以下几种:

一、气滞。由于情志不舒,肝气郁结,气机不畅,气不能运血以致血滞胞中,故经前就小腹胀痛,经量少而不畅,多带有血块。治疗宜活血理气,气行血自行。

立方:当归15g 赤芍15g 郁金15g 香附15g 三棱10g 莪术10g 木香10g 橘核15g 枳壳15g 青皮15g 丹参20g 益母草20g 延胡索10g 焦三仙各15g 莱菔子15g 柴胡10g

二、瘀血。痛经比较剧烈而从经期前几天就开始疼痛,经量少或多,周期不规则,血色偏暗。治疗以活血、化瘀、止痛为主。

立方:当归15g 川芎15g 白芷10g 红花10g 丹参30g 小茴香15g 赤芍15g 三棱10g 莪术10g 香附15g 延胡索10g 五灵脂10g 炒麦芽30g 山楂30g 生甘草10g

三、肝肾亏损。肝肾亏损多为肾精亏虚造成肝血不足致使冲任受损,故行经量少,色淡,经后小腹隐隐作痛,腰膝酸软。肾虚则脾虚,故多有腹胀,食欲不振等症状。治疗宜补肾、益肝、健脾、和中。

立方:熟地20g 杜仲15g 巴戟天15g 菟丝子15g 白术15g 白芍15g 茯苓15g 山药30g 党参15g 香附10g 延胡索10g 莱菔子10g 焦三仙各15g 车前子10g

四、热蕴胞宫。瘀热蕴藏于胞宫造成宫腔积热使之阴虚阳盛,故平素下腹疼痛,白带偏多,经期疼痛加重,经量或多或少,少腹有压痛,脉多沉细而微数。治疗以清热化瘀,滋阴潜阳,止痛。

立方:生地15g 玄参15g 双花20g 败酱草30g 公英30g 土茯苓30g 茯苓15g 香附15g 赤芍15g 木香10g 白术10g 柴胡10g 车前子10g 生甘草10g

五、气血虚弱。气血弱痛经大多发生在经期或是经后,一般少腹隐隐作痛,绵绵不断,遇热则缓,经量小,色淡,身体虚弱,头晕乏力,舌质淡,脉细弱。治疗以补气、益血、温中、健脾为主。

立方:当归15g 白芍15g 黄芪30g 白术15g 山药30g 茯苓15g 炮姜10g 香附15g 延胡索10g 菟丝子20g 杜仲15g 炒麦芽30g 陈皮15g 生甘草10g 熟地15g 莱菔子10g

六、寒湿凝滞。由于行经受寒或平素过食寒凉等造成寒湿凝滞胞宫,故经前或经期小腹绞痛,遇冷加重,遇热痛缓,经量少,色暗有块,脉沉紧或濡细。治疗温经、散寒、化湿、理气、行瘀。

立方:党参15g 肉桂10g 苍术10g 茯苓15g 当归15g 丹参30g 炮姜10g 香附15g 三棱10g 莪术10g 延胡索10g 枳壳15g 小茴香15g 莱菔子15g 降香15g 生甘草10g 车前子10g

调经（二）

经血不调无论是赶前、错后、无定期、还是痛经，都应以扶脾、补肾、理气、解郁为主。然后再根据各种症状的不同加以滋阴、壮阳或补气、养血、化瘀、止血等方法。使之达到阴平阳秘、精血旺盛则经自调矣。

痛经的原因很多有气滞、血瘀、寒湿凝滞、肝肾亏虚、气血虚弱等因素。但本节只对子宫内膜异位症引起的痛经进行探讨。

子宫内膜异位症属于气滞血瘀型，这种痛经疼痛比较剧烈而且周期较长，一般经前一周就开始疼痛一直持续到月经结束才缓解。治疗起来也相对较慢，所以作为痛经的典型病例进行研讨。治疗原则活血、理气、止痛、扶正。

病案：张 XX，女，41 岁，古冶区。该患者痛经史十余年，经某医院检查确诊为子宫内膜异位症引发痛经久治疗效不明显。经本医馆诊治后痛经消失，数月后复查没有复发。

立方：白术 15g 白芍 20g 赤芍 15g 丹参 30g 降香 15g 三棱 10g 莪术 10g 郁金 15g 香附 15g 延胡索 10g 小茴香 15g 桔核 15g 菟丝子 15g 熟地 15g 杜仲 20g 生甘草 10g 当归 15g 黄芪 15g 菜菔子 15g 大贝 10g 野菊花 30g

卵巢囊肿

卵巢囊肿属于中医瘕范畴，其发病多因情志不舒，肝气郁结使冲任之脉不合，痰湿之气聚结于少腹，使气血凝积于胞宫而形成囊肿。故治疗此类病人应以活血逐瘀、燥湿化痰、开郁理气为主。

病案：张 XX，女，35 岁，唐山市东窑。多发性卵巢囊肿曾手术治疗，半年后复查又发现 6.2X6.0X5.8 囊肿，患者右侧有压迫感，小腹有下坠感。故求中医治疗,立方后服药 15 剂小腹下坠感压迫感消失 B 超检查囊肿消失。

立方:当归 15g 川芎 15g 白芷 10g 红花 10g 桃仁 10g 地龙 10g 丹参 30g 降香 15g 茯苓 30g 灵芝 10g 桂枝 15g 小茴香 15g

桔核 20g 土茯苓 30g 三棱 15g 莪术 15g 皂刺 10g 白术 15g 山药 30g 莱菔子 20g 黄芪 15g 大黄 10g 焦三仙各 20g

此方治疗囊肿疗效可靠无论任何囊肿都十分有效,此方曾治疗肾囊肿、肝囊肿无不显奇功。

宫颈肥大

宫颈肥大属于子宫脱垂的范畴,大多数因正气亏虚或失血过多气血两亏造成。由于气血亏虚冲任受损带脉束系无力,使胞宫气血瘀滞,胞宫收缩无力,继而下垂。形成一种虚损病的征候。

治疗则应以大量的补中益气,调理血液循环,修复冲任之脉提升带脉;使其肥大下垂之胞宫收缩正常。

病案:刘 XX,女,35 岁,迁西。该患者因生二胎后劳累过度失血较多导致宫颈肥大、经期过长、面色萎黄、精神不振、食欲不佳。根据症状拟方调理,服药 30 余剂而愈。

立方:黄芪 30g 党参 20g 白术 30g 当归 20g 丹参 30g 枳壳 15g 三棱 10g 莪术 10g 坤草 20g 赤芍 15g 白芍 15g 小茴香 15g 桔核 15g

土茯苓 30g 炙甘草 20g 车前子 15g 焦三仙各 15g 山药 30g 陈皮 15g

阴痒

阴痒是一种比较复杂的病症,因为多种原因可以引起阴痒;如阴道炎、外阴炎、外阴白斑等。但传统医学认为大多由于肝经郁热引起湿热下注或者因情绪郁结冲任失调都可引发。治疗则应根据临床症状辨症施治。

如:湿热下注带下红黄属阴道炎或外阴炎者,则应以清热利湿凉血解毒。

立方:白术 15g 山药 30g 白扁豆 20g 苦参 15g 黄柏 15g 当归 15g 丹参 30g 土茯苓 30g 茵陈 30g 白花蛇舌草 30g 金钱草 20g 车前子 15g 茯苓 15g 黄芪 15g 生甘草 10g

如:外阴白斑,外阴皮肤改变增粗增厚属肝气郁结情志不舒引起,治疗则应舒肝、解郁、活血、化滞。

立方:当归 15g 川芎 15g 红花 10g 丹参 30g 桔核 20g 小茴香 15g 土茯苓 30g 郁金 15g 香附 15g 黄芪 20g 菟丝子 15g 忍冬藤 30g 公英 30g 大贝 10g 白术 15g 莱菔子 10g 白藓皮 30g 地龙 10g

外阴炎

病案:张 XX,女,46 岁,玉田县。外阴炎,外阴部肿胀疼痛难当,性生活过后更为严重;经过西医西药诊治疗效不佳,反复不愈。求中医药治疗,察其脉象两尺微滑肝脉沉弦实属肝郁化火,脾胃阴虚,冲任二脉受损而发。立方后患者初诊取药 10 剂,服后肿胀消失,又取药 10 剂而愈。

立方:当归 15g 川芎 10g 丹参 30g 三棱 10g 莪术 10g 土茯苓 30g 茵陈 20g 香附 15g 黄芪 20g 黄精 15g 玉竹 15g 女贞子 20g 白术 15g 山药 30g 焦三仙各 15g 苦参 15g 金钱草 20g 车前子 15g

闭经

闭经的原因很多一般可分为血虚和血滞两类型,但在临床上很多都是虚实相杂。由实转虚或由虚转实及脾肾两虚阴阳失衡等征候,所以不能完全的以虚实来定论。所以治疗闭经应以调理气血平衡阴阳或补或逐或温或寒等辩症施治。

内分泌失调引起的闭经大多属于脾肾不足气血郁结阴阳失衡冲任二脉不和所致。

患者王 XX,女,18 岁,肥胖。妇检为多囊卵巢,内分泌失调不排卵型闭经;一年多闭经史曾服用一段时间西药疗效不理想。求中医治疗服药 40 余剂经水日下后又巩固治疗两个月,半年后未见复发。

立方:当归 15g 川芎 15g 白芷 10g 红花 10g 桃仁 10g 丹参 30g 益母草 30g 菟丝子 15g 巴戟天 15g 洋火叶 30g 郁金 15g 香附 15g 降香 15g 白术 15g 山药 30g 焦三仙各 30g 熟地 15g 杜仲 15g 小茴香 15g 桔核 20g 三棱 15g 莪术 15g 地龙 10g 车前子 15g

此患者因痰湿瘀阻胞宫,闭塞经络使冲任之脉不通,肾精不足故月事不下。此方健脾除湿化瘀通窍补肾添精,故疗效可靠。

慢性盆腔炎

慢性盆腔炎是妇科常见病由急性盆腔炎演变而来,患者大多会出现腰疼,小腹胀痛,白带或黄带增多,遇冷遇累后症状加重。中医认为由于人的机体阴阳失衡或为湿、为热、为寒等相搏,使其经气不通;冲任二脉的经络闭塞,形成积液或是囊肿等症候。

治疗慢性盆腔炎应根据临床各种征候进行辨症施治以温经、散寒、除湿、化瘀、散节等调理冲任二脉,平衡阴阳使机体气机通畅病症就自然会康复。

病案:杨 XX,女,32 岁,遵化。该患者因小腹胀痛、腰疼去医院检查 B 超发现盆腔大量积液,西药治疗一个多月效果不甚理想。故求中医治疗,脉象左尺长而滑,右尺沉而弱,肾阳偏亏,肾阴偏长之象。故立方活血逐瘀,健脾除湿之剂,服药 20 剂复查 B 超积液消失症状改善。

立方:当归 15g 川芎 15g 白芷 10g 丹参 30g 益母草 30g 三棱 10g 莪术 10g 大贝 10g 公英 30g 小茴香 15g 桔核 15g 茯苓 30g 车前子 15g 白术 20g 山药 30g 莱菔子 15g 焦三仙各 15g 生甘草 10g 陈皮 10g

子宫肌瘤

子宫肌瘤是女性生殖系统内气血瘀积而形成的一种肿块疾患,传统医学称之为瘕积聚。病因多为情志不舒,饮食内伤等因素,导致肝脾受伤,脏腑失和,气机阻滞,瘀血内停,日久渐积而成。因为肌瘤形成较为缓慢,病程较长,所以治疗起来相对较慢。但只要耐心服药是完全可以治愈的。治疗原则应以活血化瘀,散结化滞,理气开郁为主。

病案:刘 XX,女,38 岁,丰南区。经检查子宫多发性肌瘤,因不愿手术求中医治疗。立方后服药 60 剂后 B 超检查肌瘤已不复存在。

立方:当归 15g 川芎 15g 白芷 10g 丹参 30g 红花 10g 地龙 10g 三棱 15g 莪术 15g 降香 15g 灵芝 15g 茯苓 30g 公英 30g 夏枯草 20g 大贝 10g 土茯苓 30g 马勃 10g 小茴香 15g 桔核 20g 车前子 10g 皂刺 10g

不孕(一)

结婚二年以上正常同居未能怀孕者称为不孕。不孕的原因很多,有生理有病理。本章节只对一些因病理性引发的不孕进行探讨。

病案:季 XX,女,25 岁,丰润区。结婚两年正常同居,没有避孕措施未孕。故前来就诊,查其脉象右尺沉弱,左尺微长属肾阳亏虚之象。观其精气神不足,面色萎黄,月事不调,性冷淡。治疗则应以调补气血,温补肾阳为主。服药 30 剂后,停药一个月后自然受孕。

立方:当归 15g 川芎 15g 白芷 10g 地龙 10g 丹参 30g 洋火叶 30g 菟丝子 15g 熟地 15g 杜仲 15g 生地 15g 黄精 15g 小茴香 15g 桔核 15g 白术 15g 山药 30g 茯苓 15g 车前子 10g 生甘草 10g

此方剂以当归、川芎、白芷、丹参、活血以增强肾经的血流量增强肾气功能。洋火叶、菟丝子、熟地、杜仲、生地、黄精调补肾精,平衡阴阳,促进卵巢功能,增强排卵。白术、山药、茯苓,补脾除湿,补益中气。小茴香、桔核理气为佐使,提高处方药的整体功能。

不孕(二)

病案:李 XX,女,27 岁,丰润国新村。结婚四年一直未孕,该患者自结婚以来一直是经期提前经量偏少,有时有盗汗现象。查其脉象阴虚阳盛,肝郁不舒属内热、血热之征候。故立方以滋阴凉血,开郁舒肝,并嘱其每月服药 20 剂,连服三个月后受孕。

立方:生地 20g 玄参 15g 玉竹 15g 黄精 15g 熟地 15g 杜仲 15g 菟丝子 15g 三棱 10g 莪术 10g 郁金 15g 香附 15g 茯苓 15g 白芍 15g 赤芍 15g 桔核 15g 车前子 15g 焦三仙各 30g

此方大量滋阴补肾令肾水充盈,三棱、莪术、郁金、香附、赤白芍等舒肝解郁;使其阴阳平衡,故三个月后自然受孕。

不孕(三)

病案:杨 XX,女,34 岁,唐山开平区滦各庄。结婚三年不孕,经检查为内分泌失调,输卵管堵塞。曾西医治疗及输卵管再通术无效,故求中医治疗。诊其脉象两尺沉弱而滑,尤其右尺更甚属于肾气偏亏,肾阳虚损,肝气郁结,气血瘀滞之象。治疗应以活血化瘀,补肾壮阳,理气开郁为主。立方后该患者服药20剂后检查已孕。

立方:当归20g 川芎15g 白芷10g 丹参30g 地龙10g 红花10g 大黄10g 皂刺10g 桔核20g 小茴香15g 洋火叶30g 菟丝子15g 熟地15g 杜仲15g 桑枝50g 忍冬藤30g 茯苓15g 三棱10g 莪术10g 焦三仙各15g 菜菔子15g

此方以大量活血化瘀通络为主,辅以补肾阳之品以促进卵巢功能。佐以理气调经使其输卵管蠕动增强而自通,故受孕。

漏症

漏症西医称之为子宫内膜增厚症以刮宫为主,但疗效并不理想。中医认为属气滞血瘀,肝气郁结,脾虚不能统血所致。故治疗以活血逐瘀,补脾开郁为主。

病案:王XX,女,47岁,唐山市。因经期过长经医院妇检认为子宫内膜增厚症,曾多次刮宫但效果一直不好反复不愈。后来本处求中医治疗,立方后服药15剂而愈而且未再复发。

立方:当归15g 川芎15g 白芷10g 灵芝10g 茯苓30g 桂枝15g 大贝10g 公英30g 夏枯草30g 三七粉5g(冲)黄芪15g 白术15g 白扁豆15g 郁金15g 香附15g 小茴香15g 桔核20g 茵陈20g 菜菔子20g

痛经

痛经又称为经行腹痛,本病的发生多因气滞血瘀、寒凝、血虚等所致,有原发性和继发性两大类。本节只对原发性痛经作为探讨。

女子十四岁左右开始月经来潮,因其体质不同或受寒、受凉、气滞、血虚等因素出现的痛经,就称之为原发性。此类痛经多因身体素质偏弱肾气偏亏,脾气不足,气血运行不良导致经前腹痛。治疗则应以补肾、健脾、调和气血其疼自去。

立方:人参 10g 白术 15g 白芍 15g 巴戟 10g 山药 30g 白扁豆 15g 香附 15g 延胡索 10g 小茴香 15g 熟地 15g 杜仲 15g 茯苓 15g 大贝 10g 菟丝子 15g 炒麦芽 30g 枳壳 15g 桔核 15g 车前子 10g 生甘草 10g 菜菔子 10g

更年期综合症

"女子二七天癸至七七天癸绝"大多数妇女到了五十岁左右就到了绝经期,由于绝经期肾气,肾精亏虚导致阴阳失衡,就会出现一些不良症状。如因虚火上炎引起的阵发性发热、出汗、心烦意乱、失眠健忘、头晕耳鸣等等各种反应,这些都称之为更年期综合症。治疗这种病症要根据临床的各种征候进行辨症施治,以平衡阴阳,解热除烦,镇惊安神等方法。

立方:生地 15g 熟地 15g 杜仲 15g 菟丝子 15g 巴戟天 15g 白芍 15g 茯神 15g 炒枣仁 15g 当归 15g 郁金 15g 香附 15g 白术 15g 焦三仙各 15g 牡丹皮 15g 地骨皮 15g 磁石 30g 珍珠母 30g 泽泻 15g 生甘草 10g

黄褐斑

女性由于内分泌失调或是产后,脸上留下黄褐色斑块,经久不去。造成黄褐斑的原因主要是肾气不足,精气不能上升造成皮肤老化所致。治疗以补肾、健脾、养血、润肤很快就能让患者皮肤光亮如初。

立方:当归 15g 川芎 15g 熟地 15g 杜仲 15g 白芍 15g 菟丝子 15g 巴

戟天 15g 洋火叶 30g 丹参 20g 灵芝 10g 大贝 10g 茯苓 20g 益母草 30g 黄芪 15g 女贞子 20g 菊花 15g 焦三仙各 30g 车前子 10g

乳腺增生

乳腺增生是妇女常见病,大多由于肝气郁结,情志不舒所引发。治疗本病应以舒肝解郁、活血、理气、散结为主。

病案:王XX,女,39岁,丰润左家坞。乳房胀痛一年有余,乳房内有索状肿块,属乳腺增生范畴。服药二十余剂肿块消失,不再有胀痛感。

立方:当归 15g 川芎 15g 白芷 10g 丹参 30g 降香 15g 大贝 10g 公英 30g 夏枯草 30g 三棱 10g 莪术 10g 茯苓 15g 忍冬藤 30g 木香 15g 焦三仙各 15g 青皮 15g 莱菔子 15g 车前子 10g

功能性低热

功能性低热西医病因不明确可能由自身免疫力低下产生或是与精神紧张有关。此类患者每天下午就会出现微微发热的感觉,自觉身体乏力,精神萎靡到了晚上症状好转;而且这种发热症状一直会持续很久甚至终年如此。中医学认为属营卫不和,气血不足所致,故应以调和营卫,调补气血为主。

病案:曹XX,女,18岁,滦南。功能性低热半年西医治疗无效,故求中医治疗,服药 20 天而愈。

立方:黄芪 15g 女贞子 20g 黄精 15g 玉竹 15g 生地 15g 玄参 15g 白芍 15g 茯苓 15g 茵陈 20g 金钱草 20g 地骨皮 15g 牡丹皮 15g 白术 15g 山药 30g 白扁豆 15g 焦三仙各 15g 莱菔子 10g 车前子 15g 生甘草 10g

低热

病案:刘XX,男,32岁,古冶。长期低热夜间尤甚,有骨蒸夜热的征候。查其脉象左尺沉弱,右尺洪大微弦属肾阴虚阳盛之兆。因其阴阳失衡出现五心烦热,夜不能寐。因而立方以滋阴、凉血、除蒸、解烦服药二十剂而愈。

立方:生地20g 玄参15g 花粉15g 黄精15g 玉竹15g 知母15g 羌活10g 黄芪15g 女贞子15g 白芍15g 茯苓15g 牡丹皮15g 地骨皮15g 泽泻10g 葛根15g 焦三仙各15g 生甘草10g 山药30g 白术15g

该方以大量滋阴之品补其肾阴,清除营分、血分之热。白芍、茯苓、葛根、白术、山药等味润肝补其阴血、健脾和中,以防寒凉伤其胃气效果显著。

不育

病案:王XX,男,24岁,遵化。结婚两年未孕经检查发现患者精子液化不良,精子活动量偏低。求中医治疗,医者认为该患者肾气偏亏,肾精不足是由于外肾气血运行不良造成外肾功能降低。治疗此病不能单纯补肾应以补肾健脾,活血化瘀为主。立方后患者取药十剂服完后复诊,又取药十剂,共服药二十剂后,其夫人怀孕。

立方:熟地15g 生地15g 杜仲15g 洋火叶20g 菟丝子15g 红花10g 桃仁10g 地龙10g 三棱10g 莪术10g 玉竹15g 黄精15g 黄芪15g 女贞子15g 茯苓15g 白术15g 山药30g 桂枝15g 车前子15g 莱菔子10g 生甘草10g 丹参30g

无精症

病案:梅XX,男,29岁,迁安。结婚三年不育检查发现无精子,多方治疗无效,来我处求诊。其脉象两尺微滑,观其外肾大小软硬适宜,触其精索偏硬有结节,应属于精子不排出阻塞引起的无精症。治疗则应以活血、逐瘀、散结、通络为主。立方服药六十余剂后精子射出量正常,并已受孕。

立方:当归 20g 川芎 15g 白芷 10g 红花 10g 桃仁 10g 丹参 30g 地龙 10g 三棱 10g 莪术 10g 降香 15g 小茴香 15g 桔核 20g 桑枝 50g 忍冬藤 30g 大贝 10g 公英 20g 夏枯草 20g 车前子 10g

阳痿

阳痿大多数人认为是肾虚所致,其实不然,大多数阳痿并非肾阳亏虚造成勃起功能障碍;因为阳痿患者很多人没有肾阳亏虚的症状,没有怕冷尿频的感觉,自觉没有症状就是房事无能。究原因是因为肾经的血液循环不好,由于外肾经络闭塞,气血不通使性神经不能得到血液的滋养;使神经萎缩,造成勃起功能障碍。

病案:王XX,40岁,迁西。性生活不好已一年多,尤其最近以来已基本上没有了勃起。吃了很多壮阳补肾之品没有效果。查其脉象两尺沉而微滑无力,属肾经闭塞脉络不通之象。立方服药二十剂后勃起明显,已经可以进行性生活,只是有些不尽如人意。又按原方服药二十剂后完好如初。

立方:当归 20g 川芎 15g 白芷 10g 红花 10g 地龙 10g 丹参 30g 降香 15g 小茴香 15g 桔核 15g 赤芍 15g 桂枝 15g 菟丝子 15g 熟地 15g 杜仲 15g 洋火叶 30g 车前子 10g 炒麦芽 15g 生甘草 10g

睾丸炎

睾丸炎多数因为感冒或腮腺炎并发病等病毒感染所致。患者一侧或两侧睾丸肿大、变硬、坠胀感很强,用抗生素治疗效果不理想。中医学认为气结血郁而成,治疗以理气、通络、散结为主。

病案一:张 XX,男,21 岁,滦县。因患腮腺炎并发睾丸炎,曾西医治疗一年多无效果。观其外肾一侧睾丸肿大,疼痛感、压痛感非常强,家长很有压力。求中医治疗,立方后服药十剂疼痛感减轻,肿胀感减轻。又继续服药,前后共服药六十余剂,睾丸恢复到两侧一样不硬、不肿。并且结婚,不久其夫人怀孕,全家都非常高兴。

立方:当归 20g 川芎 15g 白芷 10g 红花 10g 地龙 10g 丹参 30g 三棱 10g 莪术 10g 大贝 10g 公英 30g 夏枯草 30g 小茴香 15g 桔核 15g 木香 15g 延胡索 10g 香附 10g 焦三仙各 15g 莱菔子 10g

病案二:安 XX,男,21 岁,丰润。睾丸炎并发精索曲张,患者主诉可能是感冒所留下的病症,发觉睾丸疼痛已半年,经医院检查确诊为睾丸炎精索曲张。西医治疗效果不好,故求中医治疗。立方后服药三十剂而愈。

立方:当归 15g 川芎 15g 白芷 10g 红花 10g 地龙 10g 桃仁 10g 丹参 30g 小茴香 15g 桔核 15g 忍冬藤 50g 三棱 10g 莪术 10g 夏枯草 30g 大贝 10g 茯苓 15g 公英 30g 车前子 10g 桂枝 10g 焦三仙各 15g 生甘草 10g

睾丸囊肿

患者吕 XX,男,38 岁。自觉两个睾丸冷痛,而且性功能丧失。经超检双睾丸囊肿,经服西药没有任何效果,来求中医治疗。查其脉象两尺沉细而滑,属肾阳亏虚,血瘀不通之象,应以补肾壮阳,活血,通络为原则。

立方:当归15g 川芎15g 白芷10g 丹参30g 降香15g 桂枝15g 益母草30g 三棱10g 莪术10g 桑枝50g 寄生20g 淫羊火20g 菟丝子15g 小茴香15g 桔核20g 茯苓15g 车前子15g 泽泻15g 忍冬藤30g

初诊取药5剂,服完后睾丸冷痛感减轻。二诊又取药10剂,服完后各症状消失,性功能活跃,经超检囊肿消失而愈。

系统性红斑狼疮

系统性红斑狼疮是一种免疫力低下胶原性、过敏性疾病,是一种难治的疑难病症。传统医学认为该病症是由于肾精不足,脾肾两亏的一种虚损病症。"脾主后天,肾主先天。"先天、后天之不足必然会令人短寿,但只要努力滋补先天之精血,培补后天之宗气;使其精气神充盈,自然就会康健起来。

病案:李XX,女,20岁,迁安。经北京某医院确诊为系统性红斑狼疮,为控制疾病发展大量口服激素类药物,使患者呈现满月脸、向心性肥胖。为了减少其激素药物故来求中医治疗。立方后嘱其要多服时日效果才会显著。患者服药三十剂后感觉疗效甚好,并逐渐减少激素药物。前后共服药一百余剂基本痊愈,没出现其他任何并发症。

立方:黄芪30g 女贞子20g 当归15g 熟地20g 生地20g 玉竹20g 黄精20g 杜仲20g 麦冬15g 玄参15g 丹参30g 白术20g 山药30g 白扁豆20g 茯苓30g 生甘草15g 炙甘草15g 土茯苓30g 车前子15g 泽泻15g 枳壳15g 陈皮15g

血小板减少症

血小板减少症中医学认为脾阴虚、肾阴虚;由于脾肾两虚造成脾不能统血,使血热妄行,导致出血发斑。治疗则健脾补肾,使其阴阳平衡,血不外溢。由于此病大量出血,造成气血亏虚形成虚实夹杂之症。故治疗此症还应兼补气血。

病案:赵XX,男,60岁,丰润。由于长期皮下发斑,造成气血亏虚,四肢酸软,经医院检查确诊为血小板减少症。曾去北京等多家医院治疗,病情时好时坏,不见起色。来本处求中医调治。查其脉象细数而微涩,属气血两亏,阴阳两亏之象。立方以补气、填精、凉血、止血为主。服药六十剂后检查各项指标恢复正常。

立方:黄芪15g 白术15g 山药30g 黄精20g 玉竹20g 大贝10g 扁豆20g 女贞子20g 茵陈30g 熟地15g 杜仲15g 生地15g 玄参15g 仙鹤草20g 小蓟20g 焦三仙各20g 内金20g 灵芝10g 炙甘草15g 陈皮10g

白细胞减少症

患者李XX,女,49岁,唐海县。由于自觉四肢乏力,精气神不足。去医院检查,验血白细胞低下只剩下2.1 医院给服西药,服一疗程后,白细胞上升到正常范围,但停药两个星期后又下降到原来状态,反复不愈;故来求中医治疗。通过诊脉其脾肾皆亏,属气血两亏之象,故拟方以补肾健脾之剂。服药20天后,自觉精神状况良好,乏力现象改善;经查白细胞上升到3.2 又取药20剂。服完后白细胞上升到5.0 已完全正常,乏力症状消失,后随访未见复发。

立方:黄芪15g 女贞子15g 菟丝子15g 补骨脂15g 黄精20g 淫羊藿30g 熟地15g 杜仲15g 白术15g 山药30g 焦三仙各15g 灵芝10g 茯苓20g 当归15g 丹参30g 莱菔子15g 陈皮15g 车前子10g

结节性红斑

结节性红斑属于免疫力低下胶原性、过敏性疾病,其病症和狼疮基本相似,所以在治疗上以调整阴阳,补脾益肾为主。因其多数患者有风湿样并发症出现,故在治疗中应对症施治。

病案:王XX,女,19岁,丰南。患者两小腿出现许多红色硬疱块,有压痛并且腿、膝关节疼痛,经查为结节性红斑。西医给以大量激素,但患者怕激素太多造成不良后果;故求中医治疗。立方后患者服药六十余剂症状消失而自愈,未见复发。

立方:黄芪20g 女贞子20g 玉竹15g 黄精15g 熟地15g 杜仲15g 白术15g 山药30g 茯苓15g 当归15g 赤芍15g 桑枝50g 寄生30g 秦艽10g 羌活10g 忍冬藤30g 炙甘草15g 车前子15g 陈皮10g

过敏性口唇炎

患者金XX,女,30岁,唐山市。初次就诊时患者口唇乌黑肿大,有痒痛的感觉;经市某大医院诊断为过敏性口唇炎。曾大量服用抗过敏类药物,但效果并不十分显著。笔者认为脾开窍于唇,应属于脾肺阴虚引起虚火上炎之证;由于脾肺阴虚造成肝郁化火,因火性炎上,故而出现口唇乌黑肿痛的征候。通过脉诊,其脉象浮而微滑,证明其营卫皆热之象。故根据辨症,确立其治疗原则应以滋阴、健脾、清肝、解郁为主。滋阴健脾则能培土生金,金水相生,涵养肝木,引虚火归元。

初诊取药10剂,服完后口唇的黑色逐渐消退,痛痒感减轻。患者照前方又取药10剂,服完后口唇黑色完全退净,肿痛痒感消失。三诊又取药十剂服完后,患者口唇颜色红润,各种症状完全消失,基本上彻底痊愈。

立方:白术15g 山药30g 大贝10g 焦三仙各15g 鸡内金30g 红花10g 丹参30g 降香15g 三棱10g 莪术10g 木香15g 黄精15g 玉竹15g 生地15g 玄参15g 郁金15g 香附15g 茯苓30g 土茯苓30g 地龙10g 蝉蜕10g 僵蚕10g

此方以白术、山药、鸡内金、焦三仙、木香健脾;黄精、玉竹、生地、玄参、大贝滋阴润燥;三棱、莪术、地龙、蝉蜕、土茯苓、郁金解郁;红花、丹参、降香活血调心。此方配伍得当,对口腔性各种疾患疗效都很好。是一个不错的方剂。

脑积水

脑内积水造成颅内压增高,出现头痛,颈项发硬恶心呕吐等症状。西医治疗用脑积水分流术。

患者赵 XX,女,45 岁,唐山开平。因不愿意手术,故求中医治疗。根据脉象浮大而缓,治疗理念以活血化瘀,健脾除湿为基本方略。

立方:当归 15g 川芎 15g 白芷 10g 红花 10g 地龙 10g 桃仁 10g 牛子 20g 葶苈子 20g 茯苓 30g 葛根 15g 菊花 30g 三棱 10g

莪术 10g 车前子 20g 僵蚕 10g 大贝 10g 马勃 10g 苍术 15g 焦三仙各 15g 莱菔子 15g

以上服药 15 剂后,患者自觉头疼项强的症状明显改善,按原方又取 15 剂,服完后症状完全消失,CT 检查脑积水消失,证明已完全康复。

类狼疮 脸上斑块

患者张 XX,女,18 岁,丰润。患者脸上长满黑色斑块,有皮损,轻微发痒,口腔内有轻度溃疡,手臂暴露处有日光性皮炎。经唐山,丰润等医院诊断为散播性狼疮,后又经北京某大医院诊断为"苔藓样病变"口服西药疗效不显著,来本院求中医诊治。查其脉象微浮偏洪,属肺、脾、肾三脏阴虚之象;属于阴阳失衡,津液不足的范畴。拟以活血、养血、滋阴、健脾、补肾为主。口服中药 20 剂后,各项症状明显改善,脸上斑块黑色变浅,没有新的斑块出现,按前方有继续服药五十余剂,斑块消失,口腔溃疡,日光性皮炎全部痊愈。经查验各项指标全部正常。

立方：当归 15g 川芎 15g 白芷 10g 灵芝 10g 茯苓 30g 土茯苓 30g 大贝 10g 僵蚕 10g 黄芪 20g 女贞子 20g 黄精 30g 玉竹 15g 生地 15g 熟地 15g 杜仲 15g 牛子 15g 焦三仙各 20g 内金 30g 莱菔子 15g 炙甘草 20g

戒毒

社会上一些不良之人染上毒瘾，吸食毒品，给社会给家庭都带来了极大的危害；直接破坏了社会、家庭的和谐气氛。由于毒品腐蚀了人体的器官和神经，所以脱毒、戒毒都非常困难；一些瘾君子虽经强制戒毒后回到了社会上，经不住毒品的诱惑，很快就又开始复吸；如此反反复复，很难从根本上戒断。

如何帮助那些吸毒、中毒很深的人让他们摆脱毒瘾，脱离毒品的控制，是拯救那些吸食毒品人员的唯一方法。但是由于长期大量的吸食毒品，造成对人体极大的损伤，其毒瘾发作后，其痛苦异常，令人难以忍受；这也是那些瘾君子不能戒断毒品的原因之一。

中医学是一个伟大的宝库，用中草药来治疗毒瘾使其脱毒、戒毒其疗效是非常好的。因为中草药中有很多药味能够对抗和解毒作用；这些药味能够减轻和消除那些毒品所带来的对人体的不适感觉，让那些在毒瘾发作后的人减轻和缓解痛苦的感觉，并且在服食中草药后逐渐的脱毒，慢慢的摆脱毒品的依赖而最终戒断毒品，重新回到正常的工作、生活当中来。对社会的稳定，家庭的平安都是非常有益的。

中药脱毒既简单又安全，没有任何毒副作用；而且经济费用相当低廉，是一种非常值得推广的方法。

从自然界中来讲，有一生就有一克，相互克制是大自然的法则。只要我们掌握或开发出来克制毒品就会迎刃而解。

处方：白屈菜 延胡索 茯苓 薏米 大贝 香附

略论慢性支气管炎

慢性支气管炎,是一种常见的慢性呼吸道疾病。它相当于中医学里的"二气咳逆"、"痰饮"、"喘促"等病症。这种病的病程较长而顽固,尤其是季节性很强,而且不论任何年龄都能发生本病。在因之病情复杂反复发作,就成了一种非常顽固的疑难病症。

慢性支气管炎,一般可分为两大类型。一种是热型,一种是寒型。热型一般是在气候炎热的季节发病重,寒型是在气候寒冷的季节发病重。寒型病症又分为偏寒型和偏热型。

偏寒型以肢冷,便溏,痰清,脉细涩,呼气困难等形式的哮喘症。

偏热型则以红,便燥,痰盛,咳多,吸气困难,脉浮滑等形式的哮喘,但不论是哪一种形式的病症,初期是实症。日久天长反复发作,最后气血两亏五脏功能衰退而变为虚症。

发病原因

慢性支气管炎的发病原因有三种。

一、外邪因素

外邪泛指各种气象活动,如风、寒、暑、湿、燥、火以及外界的各种有毒气体和物质,如尘埃,生产性粉末,各种花粉等都是致病源,还有现代医学中所泛指的一切生物因素也都属于外邪的范畴。

外邪犯肺是感染慢性支气管炎的一个重要渠道,人的肺部按五脏来讲是人体的最上部份,因肺司呼吸,直接和外界接触,所以肺和支气管也是最容易受到外邪的侵犯,致病的机会也就比其它的器官多。

二、体质因素

由于人的体质不同,体内的抵抗能力也就有强、有弱,对外界的寒热之邪的侵犯,所感受也就不同,随着人体的差异,对寒热邪的适应有别,所以一些体质弱的人易感性就较强,致病的程度和形式也不一样。病症有重、有轻,有人就易感热邪,有人就易感寒邪。也就形成了寒型、热型和偏寒、偏热,所以人的体质素质是决定条件。

三、遗传因素

有一类病人从父母生下来就带有这种病。古人称之为天哮。意思就是先天的遗留,是由于父母双方或单方患有这种疾病,因此在父母的某些基因上就带这些致病因素的因子。由于遗传信息的作用,通过信使的传递,把这些带有致病因素的因子传递给遗传基因。就这样的父母就把病源传递给了下一代,但这也并不是绝对的。父母如单方面患有这种病,他"她"们的遗传率不足 10%,因为只有在某些特殊情况下,这种带有致病因素的因子才会是显性的留给下一代。大多数的遗传基因的致病因子为隐性是不致病的。如果一旦父母双方都患有这种疾病,那么这种致病因子,在遗传基因上变为显性的可能性,将会扩大几倍或几十倍。遗传给下一代的可能性也就会大大地提高。因此在当前提倡少生,优生这方面也是应该提起重视的。

发病机理

当人们被寒热等外邪的侵犯致病后,由于治疗不妥没有清除病根,或贻误病机使病情转化留下病源。病源就会在人体内潜伏下来,也就是说这些病邪在人的肺部住存下来。尽管这些病邪并不很强,但它们却适应了人体的抵抗能力。由于这些病邪的存在,就程度不同的破坏和干扰了肺部的正常工作,降低了肺部本身对外界侵袭的抵抗力。当外界的寒热变化,肺部就不能适应和抵御,使外邪很容易入侵而发病。

按现代医学来讲,就是一些致病菌或病毒入侵后,引起的肺部感染形成炎症的急性发作。由于炎症的作用分泌物增多形成痰咳。

由于慢性支气管炎的反复发作,这些致病毒素使人体内产生一种新的抗原。这种抗原习惯性很强,对抗体却非常敏感,只要外界或体内稍有变异,它就会产生一种抗力。由于这些抗力的刺激,使病人的体内和肺部发生变化。就等于现代医学中的变态反应,从而发生过敏使病人的支气管痉挛哮喘,咳逆发作。所以当外因风、寒、暑、湿、燥、火等变化,内因喜、怒、悲、思、忧、悲、恐、惊七情的太过,及各种带有刺激性的食物和某些物理等方面的刺激都能引起病情变化反复发作。

病机的转变

慢性支气管炎初期,二三年内病情较轻。不论寒型,脉浮紧;热型,脉浮洪,都属实症。由于反复发作,病情日久肺功能减退,邪气淤滞使心脏受累形成心气衰弱,气血阻滞。最后使肝、肾、脾的功能衰竭。造成阴阳俱虚,气血两亏变为虚症。

慢性支气管炎的病源,也就相当于中医学中的伏邪在人的肺部,一旦遇上新感就使病症发作,伏邪越盛则新感越易感染病情也越严重,病程持续的时间也越长。

按现代医学来解释,慢性支气管炎的病源,就是在人体的肺部和呼吸道有一种特异型病毒在潜伏着,当这种特异型病毒对肺及呼吸道产生危害后,肺和呼吸道的抵抗机能急剧下降。空气中的杂菌被吸进肺部后,不能被人体杀灭。从而造成继发感染和二重感染,使病症反复发作。

为什么慢性支气管炎病程长而又顽固呢?因为在人体内的这种伏邪,或者说是异型病毒对各种抗体,不论是人体自身的或是药物等都有很强的抵抗性。一般性治疗,只能把新感或二重感染治愈。可对病源却不能发生理想的效验。所以要想彻底治好慢性支气管炎,不但要把新感消除,更主要的是把伏邪除掉。病源扫清才能达到根治的目的。

预防和治疗

慢性支气管炎应是以预防为主,尤其是预防感冒,一旦传染上感冒,就应迅速治疗而且要治疗彻底,不能留下病根,因为这些病根就很可能成为支气管炎的病源。

如一旦染上支气管炎,也不要着急,只要努力加强身体锻炼和积极治疗是完全可以治好的。

由于这种病的病源是伏邪,因此在治疗上要以消除伏邪为本,治疗新感为标,是先治其本或先治其标,还是标本齐治这要根据病情的轻重缓急来辩症施治。如重型急病症,就要先治其标;用以补气、祛痰、定喘、强心、健脾等为主。待病情缓解或急性症状消除后在求治其本,彻底根除病源,以达到痊愈的目的。

治本的基本法则就是用药物,一方面来杀灭或抑制病源的发展,一方面提高人体自身的抵御机能。病源的消灭和自身抵御机能的增强是治疗慢性支气管炎的中心环节。

用中药治疗这种病,只要治疗得当是完全有把握治好的。在对病源的消除和增强人体防御功能的药物有:蟾蜍、地龙、僵蚕、黄芪、附子、五味子等药物。对消除新感的药物有冬花、射干、鱼腥草、麻黄、杏仁等药物。在对症治疗上热型可加黄连、大黄等药物。寒型可加肉桂、干姜等药物。气虚重用黄芪、人参、五味子,血瘀加川芎、丹参、土元、山甲等,脾虚加白术、莱菔子、豆蔻等,肾虚加枸杞、巴戟、泽泻等,阴虚加生地、天冬、麦冬等。

对兼有其它病症,还要根据病情进行适当的辨症治疗。

辨症　立方　用药

　　中医学是古老的传统文化,它对中华民族的繁衍昌盛做出了巨大的贡献,是中国传统文化中的奇葩。在辨症、论治、用药、立方等各个方面历代医学都在不断再总结、发展、完善、补充着新的理念。尤其是对各种临床病症的病因、病机都有一定的论述,并总结出一套较为完整的方药、诊治规律。因此我们后来学者一定要在前贤的基础上对病因诊断、临床立方、用药等方面加以发展和完善。如补阳还伍汤加味,对各种心脑血管病症疗效都很好。血腑逐淤汤、膈下逐淤汤对心血管肝经血郁所导致的一系列病症都可以随症施治。但是作为医者切忌食古不化生搬硬套,尤其是在立方和用药上更要熟读经书;弄清药性药理,只有这样在临床运用上才能得心应手。药品种类繁多,每个医有都有着不同的用药习惯,所以在药味的使用上也不尽相同。但是一味的标新立异追求特殊效果滥用一些有毒、有害之药也是不可取的。尽管有时也可能取得一些效果,但每个人体的素质不同,环境各异,地区有别,对药物的反应,敏感程度,承受能力不一故而要慎之又慎。比如说细辛不过钱,可有人用到二十克没有出现问题,但这不能说每个人都可以用到如此剂量。因为不出问题不等于没有问题。再者说用量再大所取得的疗效并不一定就大。马钱子通络、止痛、祛风湿有很好的疗效,也有人试图用于癌症的治疗,但每次用量是不能超过 0.1g,超过此量就会使心脏受累出现中毒症状,而且长用久用还会有积蓄作用产生慢性中毒。因此医者在每次用药立方之时都要谨慎小心,要有如履薄冰的心态,决不能抱着侥幸的心理。

治病靠的是好的立方。因而在立方上我们医者更应遵循古人的立方原则。一个处方的好坏直接关系到对病患的治疗效果。古人云"千方容易得,一效最难求"所以医者对待各种病症要根据临床症状进行分析研究。全面进行辨症论治,并且立方的用意要明了;处方要严紧配伍要得当,君臣佐使要分明。有些医者喜欢出大方、奇方,每方用药几十味,寒热相杂,药味之间相互制约;结果药效不显著,甚至有一些负面反应。

一个好的处方,并不在于用药的多寡而在于对症。只有对症下药疗效才会显著。古往今来有许许多多的优秀方剂,这就需要我们后来学者去发现去挖掘去探讨去整理。我们古老的中医药文化一定会发扬光大。

辨症是临床的先决条件,正确的诊断,辨别病因、病机才能立方下药进行治疗。所以辨症论治是关键,首先是医者必须要有一个端正的医疗态度,一个为患者解除病痛的理念。要心如止水,屏除杂念,把每一位病人都当成亲友,把治病救人作为己任。只有这样医者才能做到心无旁骛,才能做到心思缜密。运用望、闻、问、切四诊合一,才能准确地判断出各种病症的根源之所在,然后确立出好的治疗方案。

探讨如何运用心理学治疗心理疾病

由于社会的快节奏给人们造成无形的压力,这些压力使有些人不能适应或者不能够完全适应;尤其是一些青少年,因为学习生活中的竞争,使他们的精神高度紧张,甚至达到不能承受的地步。进而导致心理上产生一系列不稳定情绪,最后发展成心理疾病。如何治疗和预防心理疾病的发生,就是所要研讨的中心内容。

什么是心理疾病?心理疾病就是一个人的心理状态处于一种不正常或者不完全正常的精神状态下,所产生的一系列在行为上、思想上异于正常的范围,就称之为心理疾病。如果心理疾病不能得到及时地得到纠正治疗,就会进一步发展成生理疾病。如"心率失常、血压改变、睡眠失常等症状,更有甚者发展成焦虑症、抑郁症或者精神分裂症等严重的精神疾患。

为什么在同等的环境下有人会患上心理疾病,而有人就不会发生问题呢?这就是要根据每个人心理素质的不同,所产生的心理内容各异。与外界环境中各种信息条件的理解及感受所不同而产生,以及心理内容的认知对环境信息的结合程度。如兴趣、要求、价值观等是否接纳或是冲突所产生出的各种心理反应。这些反映包括人的情感、情绪。如紧张、恐惧、厌恶等各种反应,这就是心理疾病的某些反应。

如何来进行矫治和调整这些心理的不良反应,有效的控制患者心理上的冲突,稳定患者的心理情绪。这就是利用心理学治疗心理疾病的主要目的。

心理意义的转换

所谓的心理意义的转换就是把心理内容进行重新解释,把环境信息重新组织,让心理内容改变成新的意义;从而让患者的情绪有所改变,进而消除心理上的冲突,这就是心理意义的转换。

如何实施心理意义的转换是治疗心理疾病成功与否的关键。首先医生要充分了解患者产生心理障碍的根本原因,然后再根据各种条件及致病因素进行分析,找出对患者心理内容影响最大的因素,根据这些因素的信息内容进行转换。转换的方法就是依据当时的环境条件所产生的信息,对心理内容的影响来进行比较、否定、升华等方式进行重组。把患者认为不合理的环境信息组合成新的信息内容,使患者认为合理或比较合理的新的心理内容;让患者接受,使患者的心理情绪得以舒缓,达到心理障碍的清除。如演讲失败——成功者的先驱。通过各种失败——成功的先例,让患者的心理得到慰藉,清除心理冲突。

心理意义的自我调整

自我调整就是医生通过暗示或其它方法让患者在心理上对环境信息进行"比较、肯定、或是否定"使心理冲突缓解。这就是心理意义的自我调整。

由于有一些心理疾患多具有多变性和非确定性,这些复杂的心理多是有各种心理创伤或挫折而形成的。所以要根据这些患者的认知心理进行引导以"自我肯定或自我否定"等心理来进行自我控制或自我理解。由于患者的心理内容的改变就自然而然的改变情绪,产生兴奋、宽慰、愉快或失望、厌恶等各种反应,以达到改变原有的精神状态,从而起到一定的治疗效果。

运用心理学治疗一些心理疾病是一种行之有效的方法。如果运用得当是会有一定的治疗效果的,这也是笔者的一些粗浅看法,希望同道指正。文后附几个概念,以供参考。

一、什么是心理内容?

心理内容就是个体自我内心活动思维的一种内在意识,这种意识包括思想、情绪,以及观念等。

二、心理内容的产生。

心理内容的形成是通过长期生活的感受及从小受到的教育、家庭的感染、社会中的影响等多方面因素。

三、心理内容的多变性。

当外界环境信息的改变也会使心理内容产生出适应各种迁移的新的心理内容,也就是说人的思想是在不停地变化当中。

四、什么是心理意义。

心理意义是心理内容与环境信息相互作用后所产生的具体的实际行为的实施的推动意识。

浅谈天地阴阳对人体的影响

　　天地是个大自然是宇宙的组成部分,天体的运行,四季的变化,无时无刻的都在影响着我们人类;和我们人类有着密不可分的联系。因为我们人类是大自然的产物,我们的生命是大自然的恩赐。所以大自然的变化必定会引起人类身体内部随着自然的变化而变化。比如说:白天阳气旺盛,所以人类的活动精力就足(阳主动),晚上阴气旺盛,人类就会安静而入睡(阴主静)。这样变化是周而复始地进行着。如果人们不能遵循这个规律,这就证明人体有了变化,甚至生了病。

　　天地是一个自然整体,在这个自然整体中包含着阴阳两个方面。他们相互为根,彼此对立而又统一。那么天地间阴阳又如何划分呢?其实我们的祖先早就认识到了这个问题,很早就提出了天为阳,地为阴及子午阴阳的学说。子时为阴的极点,午时为阳的极点。并进一步认识到物到极点后就会开始转化。如子时为阴的极点所以子时一过就由阴转为阳了,阳气逐渐旺盛起来;一直到了午时阳到了至极,盛极而衰而又开始转为阴。这就是阴衰而阳长,阳衰而阴生往返循环永无休止。这就是天地自然的规律。这个自然规律对我们人体又有什么影响呢?天地是大自然,人体是小自然;小自然是要遵循大自然的规律的。比如说:白天阳气旺盛,人的精神就旺盛,工作、学习、精力很足;而到了晚上阴盛阳衰,人体就要开始安静休息了,最后进入了睡眠。半夜子时一过阴渐衰,阳渐长到了辰时阳气开始旺盛,人也就睡意全无,开始起床,开始了一天的活动。午时之后阳气渐衰阴气渐长,人的精神就开始减退,到了酉时后阴气旺盛,人也开始进入休息睡眠的阶段。周而复始永不该变。

　　除此之外阴阳的变化的最大影响,是对人体疾病的影响。因为我们人体源于自然,和自然界息息相关,五脏、六腑、气血、津液等无不在和自然接的阴阳相联系。一旦人体的内部出了问题和自然界阴阳不相和谐时,马上就会反应到人体身上来。比如人体有了疾病,体内阴阳失衡发生了变化是最为明显的。为什么人体阴虚内热大多数在下午和前夜症状最为明显?是因为子时一过阴气渐衰,阳气渐长到了午时阳气最旺,而阴气全消。而由于人体疾病是阴虚阳盛,阴血不能制阳,加上自然之中阴气过盛时对人体的影响更大。所以使人感到发热心烦、四肢乏力,而到了子时之后阳气旺盛到了极点,抑制了阴气的冲动;也使人体内阴血克制阳火起到作用,故而发热心烦的感觉逐渐减轻。随着一天内阳气渐长,阴气渐衰,人体阳气渐旺;到了午时体内的阳气积累有多了起来,克制住了阴气,人体就又会逐渐感到发热心烦等不适的症状出现。

　　这就是大自然中阴阳往复的变化,对人体所造成的影响。

浅析对五行生克基本理论的认识

　　五行(木、金、水、火、土)相生、相克是古人根据自然界中五种物质的相互影响产生的一种纯朴的自然规律的认知。并且由于人体五脏功能的相互影响和大自然中的这五种物质的相互关系非常相近；故而古人先圣把这五种物质关系引用到人体脏腑关系中来。从而进一步阐明了人与自然相互依赖而不可分离的理论体系。

　　五行"金、木、水、火、土"又是根据什么来划归在五脏"肺、肝、肾、心、脾"之中呢？

　　金就是金属类,古人很早就认识到金属,如铜、铁等。而金属通过敲打能发出很响亮的声音,而人类说话、唱歌、发声是通过肺气的振动咽喉而发出就像金属的声音一样响亮；所以就把肺和金连在一起。认为肺属金。更进一步认识到通过肺气的通调可以使身体的水分正常的排泄和吸收。故而产生了金能生水之说的理论。

　　木就是大自然当中的树木,在自然界中树木的生长喜欢通风和舒展；只有在通风良好、水分充足、有一定舒展空间的地方生长的才茂盛。就和人的肝脏一样,血液流动的好,情绪舒畅才不会导致肝脏的不舒服。如同树木枝杈能自由伸展一样。所以把木依附在肝脏上称肝属木。由于肝脏血液比较多能帮助心脏,加强人体内脏的血液及补充其不足。故而认为木能火,因为古人钻木取火；也认为木是能生火的。

　　水自然界中的湖泊河流里水很多,湖泊蕴藏河流排泄和人体的肾脏膀胱的功能相近。如果人体的肾脏功能不好,就会影响到尿的排泄,使人浮肿；所以人体内的水分大多数要靠肾脏来完成输布与排泄。故此古人认为肾属水。肾的功能正常，精气就充足，阴阳就会平衡，肝木就会不亢不燥，而且树木也要靠水来滋养；故水能生木。

火自然界中的火性炎热，驱除寒冷，照亮黑暗。为什么火要和心脏连在一起呢？古人发现人的心脏如果出现故障，如"心动过速、过缓或失常"周身的血液循环不良时，人体就会感到发冷或发热等不正常反应；更有甚者眼睛视物不清或失明。因此认为心的功能就像火一样重要，所以就认为心属火，又因为大地的温暖，万物的生长是靠火热供给的，所以认为火能生土。

土就是大地自然界万物皆由大地生长而成，一切生物都会依赖大地的养育，和人体一样生命的生长存活皆靠脾胃消化食物，吸收精微，产生气血来养育。就和大地土壤一样，故而古人认为脾属土。由于脾土消化后所产生的精微，首先被肺金所利用，让肺金的气化功能增强，而后输送到全身，故称之为土能生金。

有相生就有相克，这是自然的规律。那么五行相克又是如何认识呢？

火克金，心属火，肺属金，火能克金在自然中火能冶炼金属。在人体当中如果心火过盛，会直接影响肺金，导致肺金阴虚火盛，肺气不宣，出现面色潮红、咳嗽、气逆、胸闷气短等症状，属于火克金之征候。

金克木，金属削刻木器。在人体肺金过旺，肺气过多或肺阴过虚，肺气的输布功能失调就会直接导致肝木火旺，肝气郁结，肝阳上亢，使人头昏脑涨，胸腹胀满故称为金能克木。

木克土，自然界木器可消除过多或剩余之土，如平整高地，挖填土坑等，而在人体内肝属木，脾属土。因为肝胆直接参与脾胃的消化功能。如肝气郁结，胆汁分泌失调就会影响胃肠消化、吸收功能，出现腹胀、食欲不振、胃肠功能紊乱等症状。故古人认为肝木克脾土。

土克水，自然界中水的泛滥要用土来整治，故有水来土掩之说。而在人体当中肾属水，肾的功能失调，水道通利不良，造成人体水湿过胜出现肿满之患。治疗这些病症通过健脾除湿、增强脾土功能,就能制约肾水的泛滥。所以古人认为脾土制约肾水称土能治水。

　　水能克火,在自然界中水能灭火,在人体当中也是如此。如果人体心火太旺,会出现头晕目赤,小便赤涩等阴虚火旺之象。只有滋阴降火才能解决心火旺盛之象。肾主水,滋补肾水心火就会被灭掉,阴阳就会平衡。这就是水能克火的理论基础。

养　生

　　当今社会发展快速生活节奏快而紊乱,让人的精神上、肉体上都会感到无比的压力和疲乏。使人的身心受到一定的影响,并造成身体素质的下降。所以健康是所有人最关心的话题。为了让大家身有所养,养之得法;故从道学方面、医学方面和大家一起研究探讨这一话题。

　　道家养生是个传统的话题,从远古的先人就认识到大自然当中的各种变化,对人体产生极大的影响。并且能通过各种方法,来顺应自然,平衡阴阳。就能让人们达到祛病强身而长寿的境界。

　　如何让人体阴阳平衡,顺应自然呢? 首先就要清楚人与自然的关系。人生于天地之间,秉承于天地自然之气息。所以说人的生命是大自然所赐给的,是大自然的产物。天地是大自然,故而人体就是小自然。大自然和谐则万物生长繁茂,人体小自然和谐就会无病而长寿。所以道家养生和医家养生就是通过修炼和服食丹药来促进人体的和谐,从而达到祛病强身而长寿的目的。

一、生命的意义

　　我们每个人的生命都是十分宝贵的,如何保护我们的生命是人生第一等大事。有了生命就有了一切。但生命的真正意义是声,生命的质量,什么是生命质量? 生命质量的好坏是评价没一条生命存在的价值的重要标准。好的生命质量是会让人安安全全、痛痛快快的生活着,没有病痛,没有烦恼,生活愉快而有意义。如果生命质量不好,就会病痛缠身,烦恼无限,甚至感到有生不如死的感受。

如何提高我们的生命质量是我们每一个人追求的目标。

二、生命的价值

生命是有限的但价值却是无限的。尽管我们每一个人都存有生命,但生命的价值都不尽相同。优秀的生命所创造出的价值就高,高价值的生命不在于他取得了什么！而是看这条生命究竟留下了什么。德是最美好的东西,而且是最能流传下去的。人是不可能个个都流芳千古的,但也不要遗臭万年。只要我们不愧对天地不愧对于心这就够了。

三、生命的延续

其实我们每个人都是非常珍惜自己的生命的,都希望自己长命百岁,甚至长生不老。人能不能长生呢？回答是肯定的,但不是人人都能做到的,只有极少数的人可能实现。

道家讲的性命双修,就是让人们修炼内丹,丹成之后就能达到长生的目的。修炼内丹就是通过呼吸导引使之心肾相交,子午相合,一股真气直透三十三天最后三花聚顶,打开天门,真灵出窍成为万劫不坏之神。其实所谓的三十三天就是人体脊柱督脉循行之经络。因为我们人体脊柱有颈椎七节、胸椎十二节、腰椎五节、骶椎九节共为三十三节。打通督脉必须要透过这三十三节脊柱,才能直通泥丸宫,也就是常说的透三关。内丹修成之后,高级神经也就是灵魂聚而不散;透过三十三节脊柱,上达天门而出窍成为神,这就是所谓的三十三天,天外天之说。修炼到这种地步艰难,不是人人都能做到的;但通过修炼养生延长人的寿命还是比较容易做到的。只要我们人体通过勤修内功,增强人体机能,延缓人体衰老过程,祛除各种疾病的干扰,多吸取大自然中的能量精华,即"日精月华"是完全可以实现长寿的。

四、勤修内丹

勤修内丹功法是延缓人体衰老,增进人体素质,延长人体寿命的一种途径。勤修内丹首先要先修心、修德、修身。修心是指每一个内丹修持者要心地善良、心态平和、不骄不躁;然后是修德,修德就是要有博爱、感恩之心,多做好事,少做或不做坏事,德为立身之本,生命之源,德行高尚会令人心态平和、神清气爽、气血通畅、精神充盈;最后是修身,修身也是性命双修内丹修炼的方法。

炼气歌

盘膝坐调心神,降意马锁心猿。

静若水除杂念,一息往来沉丹田。

养真气莫迟延,静心调息呼吸间。

心神摇摇六魔起,定气宁神斩魔剑。

勤坐功意念少,丹田尾间真气好。

慢慢夹脊透三关,任督二脉通天道。

三十三天透玄关,清净无为架鹊桥。

先天后天仔细修,自然之间有玄妙。

参了禅悟了道,功名利禄要少找。

性命双修功自然,全凭自身来打造。

五、服食丹药

由于人体的多方面原因,如外有六淫"风、寒、暑、湿、燥、火"对人体的侵袭;内有七情"喜、怒、忧、思、悲、恐、惊"的太过都会给人体造成各种不适或疾病。所以在修炼内丹的过程中也会由于练功不太得当或是其他原因导致阴阳平衡、气机不畅、气血运行障碍;出现如心火上炎、肝气郁结、肾气不固等反应。为了避免这些误差所以我们就可以通过服食一些丹药来进行调整,这些口服的丹药就称为外丹。

外丹有补肾、强心、安神、理气之功效。有病可以祛病,无病可增加练功功力。这也是性命双修内功心法不可缺少的一部分。外丹处方:当归、黄精、肉苁蓉、熟地、丹参、茯苓、灵芝、山药各等份。

悟　道

　　"道可道非常道！"道是什么？道成于自然，天地成于道。道本无形但成于有形；无和有都存在于道，从无到有是自然，从有到无就是道。所以通达于天的是道，顺应于地的是德，周行于万物是义。

　　在无声中，在深远中能听到声音，看到万物。在玄而又玄之中产生精神与万物同在这就是道。忘却了事物，忘却了自然，忘却了自己就是了道；不能忘却自己就是悟道。

　　大道无形但成于有形，道玄妙而无所积，但成于德，德成于行。内心宁静，道有所长，故道讲清净无为。内心宁静就能达到空明的心境；有空明的心境，就不被功名利禄所惑，就会让心思凝聚而无杂念，心境宁静而虚空，摒除杂念，心和气融为一体使之精神旺盛。

　　虚静恬淡无为是道的自然法则，也是道家修养的最高境界。达到道体虚寂和茫茫宇宙的自然之气相合，视乎冥冥听于无声，冥冥之中独见分晓，深深之中而物解和万物相连，这就是道家之门。

　　身静而神动称之为坐驰。神静气定称之为心斋。阴主静，阳主动。只有阴阳相合，不燥不郁，持守宁静，使至阴至阳和二为一，才能达到至道的纯一。

　　喜过伤心阳气损，过悲过怒阴气伤，保持心境的安稳，保持宁静的心神；顺应着自然无为的状态，逐渐从有回到无。这就是道的精神实质。达到了精神的超脱、物我两忘的境界就进入了玄妙之门。

　　静则生根，根生于无极。把身心调整到寂寂而静、恬淡虚无的境界。如人在母腹之中，恍恍惚惚，亦真亦幻，无象之象的感觉。这种微妙玄通就是道家返朴归真的境界。

人生以气为本,以息为元。一呼一吸百脉皆为之开合,心肾之间为之而动。故培养内丹全在呼吸之中。静中求取先天元神之气,开合自然之间与虚空同体。故先天之气,生命之本;后天之气,生命之源。先天无形而后天有体,采先天炼后天就是虚其心实其体,才能使阴阳交合,逐步达到超然于物我之外。

修身歌

修身先须心地正,育德养性忌气盛。

防微杜渐求正果,福近祸离人钦敬。

贫困富贵心要定,暴戾凶残杀气生。

莫让邪恶迷心智,急回头时无恶应。

利令智昏忘德行,贪欲之念勤修正。

莫说善恶无人晓,离地三尺有神灵。

尽孝更当已身行,举家和睦有余庆。

孝顺还生孝顺子,世代相传人称颂。

天地之间立身命,善恶业障原自种。

留下前因必后果,请君听我修身经。

论 和 谐

什么是和谐？没有人能解释清楚。因为不同的环境，不同的文化，不同的社会，有不同的和谐理念。而这种理念是以现实中的环境、社会、文化等多方面的相对观念来确认。

在医药界论和谐，就是说人体机能的和谐，是治疗疾病，恢复健康的首要因素。医者首先就要和患者之间产生一种和谐的状态；这种和谐是非常必要的，要贯穿到始终。

如何实现医患双方的这种和谐呢？首先是医者本身要端正思想，树立良好的医德、医风，放弃名利的追求；充分理解患者的心情，把患者视为亲友，把治病疗伤作为己任；取得患者的信任，医患双方达成共识，提高了患者的治疗信心。彼此的信任和相互的支持，能使患者的生命系统起到极大的自我调整状态。俗话说"三分治，七分养"就是这个道理。由于自我的调整，使生命系统达到最大的极限，乐观的态度，开朗的心情，在一瞬间改变了生命的价值；由死转化为生，由病转化为康健。在另一方面由于患者的信任和托付，让医者增强了责任感会以百分之百的力量去工作，并开发出极大智慧和潜能，而决不轻言放弃，就完全可能创造出奇迹。这就是和谐的力量。

自然的和谐会让世界美丽，人文的和谐让社会更美好，身体的和谐让人类更健康。所以我们每个人都要为创建和谐而努力，坚持不懈，今天会更好，明天会更好。

论医道同源

道家自古以来讲究阴阳相合之道,天地相成之理,是修身养性之本,以能让人的形神俱佳,长命百岁终其天年。

医家养生则以饮食有节,起居有常,劳作有度,使身心不疲;从而达到身体康健而长寿,所以医家道家之养生保健之理相同。

而今一些人不以为然,每日追求声色犬马,以酒为水,以妄为常,起居无节,随心所欲,令身体内真气耗损,精气亏虚,神疲劳倦,不及半百则百病丛生;高血压、高血脂、高血糖及心脑血管病比比皆是;世人不解其原委,怨天尤人,其实都是自身所造成的。"福祸无门唯人自招"上贤圣人之教早就告诫我们"恬淡虚无真气生,精神内守百病无;清心寡欲神不倦,修身立命德为先。"

天清净则光明,人清净则气旺。一年四季之生化,顺则生,逆则死。阴阳相合万物之始终。人之养生之道则应以未病之时,预防为主。就是古人所言治未病,不治已病,病已做成而后治之。如渴而后掘井已晚矣。

生气通天论:"阳气者,若天与日失其所则折寿而不彰。"就是说:人之阳气如同天上有太阳一样,如果天上没有太阳,天下黑暗而寒冷;如果人一旦阳气耗散,人体就失其所养,生命就要受到影响。故天当以太阳,以释放光和热,人则应以阳气循行于内外以养精气。

阴者藏精于内以固气血为营,阳循于外为卫。卫气营血人之根本;所以阳在外阴之使,阴在内阳之守,阴平阳秘精神乃治。阴阳离决精气乃绝。阴阳应象论指出:"阴阳者天地之道也,万物之纲纪,变化之父母,生杀之本始。"也就是说天地万物生长变化及生老病死本自然之现象,道法自然也就是道之法则。所以不论治病养生之法都应遵循自然法则,以阴阳和谐为理念,求其本真顺其自然,才是道之所在。

医者治病疗伤,更应以平衡阴阳,调和五行,审因辩症而施治,这也是道之法则也。

一、阴阳论

阴阳天地之象,人之根本,阴主静主内,阳主动主外;故有阴阳表里之分。治病应务求其本,明辨阴阳之盛衰;阴盛则阳衰而生寒,阳盛则阴虚而生火热,审其阴阳,以别刚柔阳病治阴,阴病治阳,定其气血以决虚实。

脉有阴阳,迟者为阴,数者为阳,故别阴阳而知病。五脏六腑之脉象盛衰,皆取决于阴阳的盛衰,阴阳之变化。但阴阳变化相移欲以观其妙,欲于知其要,唯从其色(颜色)脉以决定;权衡于脉象之变化,阴气未绝阳气未散,气血未乱虽病见凶险,仍为可救之躯;如阴盛阳绝或阳盛阴微气血亏虚精气乃绝,则危险之至了。

医道始于轩元、岐伯、内经、素问。自千古以来,天地阴阳之造化,人身疾病之安危的经典学说。虽历代医家各有论述,但总不超过其范围。开卷则受益于圣贤之道,读其书,明其理,行其道是后学医者必读之经。

道家读其经讲先天之道,论阴阳之玄妙,修天地之造化,炼内丹之功夫。医家读其经,论阴阳之理,讲身体之强弱;正气之虚实,去病疗伤之明理,盛衰之别,阴阳之变,水火之害或先天或后天,道家医家各有所用。然水火之立命,阴阳之调和,七情六淫之过,老幼妇孺之分别,皆由经文细读后而贯通。

古哲论证虽明,但业更需细究;脏腑、气血、阴阳之理,由浅而深,由外而内方能了然。古今方药列于前,但必须取于王道之中正和平之意,究其理,明其义,千万勿使其本末倒置而混消。

二、水火立命论

人体之初生称为纯阳或纯阴之体,因为人的生命全部有赖于水和火,因为真水和真火才是创造生命的根基。何谓真水和真火? 真水真火就是天地阴阳,天地之间人生万物皆从此出,没有天地何以为生;天者真阳火也,地者真阴水也,此乃天地万物造化之源,更是人生命之根本,是人生先天之水火真气之源泉。人之所以安身立命,莫过于阴阳之平衡,水火之既济;若为养生长寿,唯有养先天之水火。其实先天之水火,真阴真阳之所以无形,并不在气血之中,人之气血本后天所生化,是由真阴真阳所催化,故水火乃气血生化之源,故而真阴、真阳靠后天药物、食物来调理补养是无济于事的。

真阴真阳既来源于先天,调补先天就要靠修持内丹功夫来补其水火;要通过采集天地日月之精华来补充真阴真阳的不足;通过采先天补后天,使坎离相交,完成水火既济之本源。

先天既虚,后天则更衰,阴阳失衡,使虚火上炎;阳气虚则阴盛生寒,四肢不温导致后天化生殆尽,气血损伤而紊乱,循环不良,经络不通,变证百出,生命危矣。

正气虚为百病之由,虚则邪犯,故治虚为去病之首要。如风寒外袭,表气定虚,饮食内伤,中气必弱,易感寒;阳气定弱,易伤热者,阴气必耗。如正气足,虽有邪亦不能犯,虽病亦轻,治则易愈。正气气弱,虽微邪袭之则病,病必重,治易难。此标本轻重之理,精神内守,正气充盈,邪自解于外,精神耗散,身之气血不足;内起为火为痰而成邪,虽无外感内亦致病。外病轻而内病重,不了解病之成因,不辨虚实,不明标本,何以治之,诸病无不以此论之。

病在表如无根之火，投以驱邪之品或表或散或和，其邪自解；病在里如井下之石，深沉莫见，不论虚实，皆非易治，或火、或寒、或虚、或实，脏腑为之受累，或攻、或补、或温、或寒，皆要因证之临床辨验，或标本兼治，或先表后本，或后表先本，皆要明其理，辨其非。如：正气大方，后天之本衰虚，过用削克之剂，邪未去而正气先亡；此类之证务要扶其本，补正既是除邪，正气一足邪气自退。如正气未亏，邪气太盛，则应攻其邪，或汗或下，邪去，正气比复。故医者必须要辨明真伪，如真寒假热或真热假寒等反象之证，更要顾本求源，识别真伪或正治或从治，决不能掉以轻心。

三、先天根本论

人自父精母血相合之后在母腹中孕育，尚未成形之初一点元阳为命，寄于两肾之间；故人之初生之时，先生两肾，故云："无极生太极，太极生两仪，两仪生四相，四相盛八卦。"两仪者则两肾也，两肾生成，肾主水，水生木而后生肝。肝属木，木生火，肝成后而心成；心主火，火生土而后脾成。脾属土，土生金而后肺成。五脏既成，六脉随之；五脏六腑生成之后，四肢百骸乃全。道家云："何为玄牝，玄牝之处乃在两肾之间，就是元阳命门之所；故肾为脏腑之本，十二经络之根，三焦气血之源。成人之始，所以称肾者为先天之根本，真阳真阴之所在；采先天炼后天，修炼内丹者无不以肾精为主；故称肾为先天根本。"

四、后天脾土论

人降生之后谓之后天之命，后天之根本是脾胃；脾主土，万物生化之母，水谷精微之源，也就是后天元气生发之处。卫气出于上焦，营血生于中焦，故脾胃健而卫气营血足。

饮食入胃所生之水谷精微，通过脾气上输于肺后再输布于五脏六腑,血而后生之,散于四肢百骸,充于肌肤之中;使人生生不绝,所以人出生后离不开水谷,一日不食则饥,七日不食则胃肠衰竭,脾气衰竭;所以脾胃一败百药难施。因而前贤谓脾土乃后天之本。有胃气则生,无胃气则死。古人李东垣著有《脾胃论》云:"中元气盛,能食而不伤;脾胃俱旺,能食而肥;脾胃俱虚,不能食而消瘦。"如能食而瘦者,胃有伏火之邪,使之脾虚。脾主肌肉,所以脾气虚则瘦。又云血实气虚者则体易肥;气实血虚者则体易瘦。

脾虚有多方面原因,如七情太过伐其内,六邪外气攻其外,皆能导致脾气虚,尤其是饮食劳倦更为重要,暴饮暴食,冷热不忌,都会使脾胃受伤而致病。出现胀满,呕吐,下泻,上逆等病症。过度劳倦损其脾气使中焦不通,下焦不行。木旺克土等证候。脾胃损伤,人之元气必有耗损,或生寒热或湿或燥,水谷精微不能很好输部,人之机体将会百病丛生。

脾主中周,统帅中焦,脾主健运,中阳下陷,使腹部帐满,上则吐逆,下则不通,形成虚实相杂之症。

脾胃属土喜暖恶寒,过分寒凉则使脾胃虚衰,日久元气必虚;水谷腐化之功削弱,糟粕排泄之能受损,皆留滞于胃肠之间。所以脾胃之功能定要好好保养。古人云:修养不如节劳,服药不如忌口,如能是之脾土不损,身体定会强健。

论标本求源

医工治病当求标本。以人体论,外为标,内为本;阴为标,阳为本;六腑属阳为标,五脏属阴为本;脏腑在内为本,十二经纶在外为标。

以病论之,人之元为本,病之邪气为标;先受病机为本,后传病症为标。所以治病务要求源,先治其本,古人之至论也;但急则治其标,缓则治其本,亦后人之变通。病在阴,勿犯其阳;病在阳,务犯其阴。若犯之是谓克伐,使无过之病而过之,故当明察其本源。寒从外,辛热辛温之品发散;寒在内,甘温之品补之,辛温辛热已佐。古人云:五脏者,藏精而不泄。故曰:满而不实,有补而无泻,脏受邪后,应泄其邪,邪去即止,以免伤精。有人提出说:肝无补法。其实并非如此。如肝肾阴虚,肝血不足,滋补肾阴,调补肝血,就是相辅相成之法。

六腑起传导消化之功,故实而不满。邪客于六腑为病,可攻可下病去即止,切勿过分削克。病在经,则治其经;病入络,则治其络。此相辅相成之法。病在气分治其气,虚者温补,实者调理;病在血分治其血,虚则补肝肾脾胃;心主血脉,实则为瘀,为热,热者清之,瘀者行之。因气病波及至血液者,应先治气后治血;因雪病导致气者,应先治血后治气。病表勿攻理,病在里勿伐表。病在标,五脏虚为本。如腹胀由于湿邪所致,利水除湿胀自除。如标急当先治标,若因脾虚而渐成胀满者,当以健脾为主。病从本生故当治其本,虚应缓治,实则急治,实者邪气盛,久则为害,故应速治。这就是轻重缓急之法,标本治理之则。

论七情与九气

喜怒忧思悲恐惊之七情,如太过则令人致病。由于五志化火触发无常乃致用情太过,使之郁结于内而成病。情志本来神识有知,但无踪迹可触境乃发,单凭有形无知之药味以攻有情无踪之病,纵能疏通前之瘀滞,怎又能解其后来复结之情绪,况以疏气平肝之品以破之徒令气血日伤,唯宜以识遣识,以理舒情,谓之心病还须心药医就是这个道理。

由于七情太过,使人之血郁结;气乃人之主,生死之门,气行则无病,气逆则会百病丛生。所以七情内伤皆伤于气也。如喜则气散,怒则气逆,忧则气陷,思则气结,悲则气消,恐则气怯,惊则气乱。故气有虚有实,虚者正气虚,实者邪气实;有云:气实不能补,气虚宜补之,若因气虚而导致的痞满壅阻之症则应补。经云:体壮,气自行而郁散。所以一些因气虚而造成的病患应以补为主,而由于气滞,气郁造成的食积腹胀等则宜消之。所以辨症施治不能等同。

百病生于气。因气之为用,虚实,顺逆,缓急都能造成人体的不适,故称为百病生于气。如怒则气上,喜则气缓,悲则气消,恐则气下,寒则气收,炅则气泄,惊则气乱,劳则气耗,思则气结;九种气病各不相同,怒甚则气逆伤肝,甚至吐血,呃逆;喜则气和使气脉调和,营卫气血畅通心志平和故气缓;悲则伤肾,伤精,令气闭不击,下焦气胀而不通,称之为恐则气下;寒则腠里闭塞,气不能行,营卫不调,使皮肤紧缩故气收;炅则腠理开,营卫通,阳气外泄而汗出,由于气随汗泄,故炅则气泄;惊则心神无有倚托而不定,仗气血失其调和,气机紊乱心神不安,甚则精神错乱,故称之惊则气乱;劳者疲劳过度令人气喘,汗出等,使气耗散,倦怠无力,称之为劳则气耗;思虑过度可使脾气郁结,运化失常,故称为思则气结。

气血冲和百病不生,故调治七情,调治诸气,皆应临证之时通过八纲辩证方能施治。

论清心调神

人生以气为本，以息为元，以心为根，以肾为蒂；脐下一寸有一脉以通元息在浮沉之间，此间通于百脉，故呼吸之间百脉为之开合。

人的生命在呼吸之中，顺则元气血脉自顺，内经云"阴气静则神足，阴气燥则消亡。"因此修养内家工夫所重的是一个"静"字。

调息养生法云"息调则心定，心定真气往来则能息息贵根，故应以静为主；心静则意境，心无思虑，先天之元神元气相抱，真气绵绵，开合于自然之间于虚空同体，积神生气，积气生精，自此开始"。

调息之初首先要调心神，心乱则神乱，神乱则气乱，故调心神为养生之大法。每日可不拘时间地点，只要平心静气，或坐，或卧，顺其自然，以舒适为主，放下意念，绝其思虑，将呼吸调顺，上下往来于心肾之间，勿急勿躁，任其自然，就是清心静功之法。

恬淡虚无，真气自生，精神内守，神气自足。经云："出入废则神机灭，升降停则气立孤。"出入，气之出入，升降，神之升降。如气不能出入，神不能升降，命将不久矣。

先天之气与后天之气皆称之为气。先天之气无形而后天之气有形，采先天炼后天是道家养生之法。采先天就是通过清心调神，把心之火降到肾之水中以达到心肾相交水火相合以来炼丹。

人体的任督二脉和天地的子午线相同，是阴阳的化分，也是阴阳的相合相交。修身养性者，皆以打通任督二脉，使子午相交，阴阳相合为目的，引导贯通，使神气升降于周天循环之中。

论 脉

正常的脉象一息四至到五至,不浮不沉属于平和之脉。如人之一息不足四至者,称为迟脉;不足三至者,称为败脉,属阳气虚衰之象;如一息脉动超过五至,称为数脉;超过六至称为极脉,属阴气虚衰之象。故脉从阴阳,但切脉应勿急,勿躁,潜心细品,根据三部九候之法,察其细微变化,以明虚实寒热之分别。经脉别论云:"人之居处,动静勇怯,脉皆为变。"就是说:人若惊恐,劳乏,动作,安静,脉象都会有很大的变化,当细察之。如诊脉之时患者心情紧张,心动加速,脉象就会出现数脉;过度疲劳,未能休息而脉象就有虚大之象;故过饥,过饱,酒后等脉象皆有变化,不能以此脉象来断其病症。

一年四季之变化,同样会让人的脉象有所变化。冬日天寒地冻,人的气血运行凝滞,故脉象则偏沉。夏天烈日炎炎。阳气大盛,人之气血运行加快,故脉象就会偏洪大。春天在严冬过后,百废待兴,草木复苏,属于生发之时,故人之脉象就会出现浮而微弦之象。秋天暑气已尽,秋杀之气相继,四季之中进入了收获的季节,人之脉象出现濡软之象,故古人云:脉象有四时之变化,春浮,夏洪,秋毛,冬石之说。

前人留下脉学,以教后者,各种脉象共 27 种之象,以别阴阳,脏腑,经络等各种不同的病症。古人前贤所留下来的经典论述,后人应不断加深研究理解;故在临床上略有心得体会。如右寸右关两部脉象虚大,左关弦实,必是中风之脉象;因为左关弦实洪大属肝阳上亢,肝风内动之象,右寸气口右关脾胃虚大属正气亏虚,中气不足之象,中风虽属脑血管病变,究其本属于正气亏虚,造成血液循环不良,加之肝阳上亢,肝风内动,瘫浊瘀阻,或中经络,或中脏腑而致病。

如果右手寸口脉象沉而无力,微滑之状,则属于上焦气血循环不良,痰气壅阻之症。如胸膜炎,胸膜积液之病症的脉象。

如寸口脉沉实而滑,是督脉不通,气血瘀滞之象,症状是后背,脊柱强硬或项强背痛之症。

如右手寸口脉象沉而无力,偏滑转重,则为食道及咽部气血阻滞不通之象,此象肝脉多沉而郁,属寒气容于肝脉使肝气郁结,阴之脉不通,不能和任脉在天突,廉泉二经穴相交而出现病症。如梅核气。

如妇科疾患子宫肌瘤,卵巢囊肿之类的病症在脉象又有如何表现呢?此类病症多为带脉为病而影响冲任之脉。凡有此类病症脉象往往是左尺偏长而右尺沉而无力偏滑,属阴盛阳衰之象。如果是漏症而脉象则尺脉细数而滑,脾脉则滑而偏虚之象;由于各种脉象变化莫测,病症也不可一是,所以在临床上还是要通过四诊合一,才能确定病机,病理,辨症施治。

注释脉学四言举要

脉学"四言举要"出自宋,南康"紫虚隐君"崔嘉彦,字希范;明,蕲川,月池子,李言闻,字子郁删补。

脉学四言举要是一部好学、好记、通俗易懂的脉学医书,一直被世人所称道;但由于古今语法有一定差异,故一些章句难免有些费解。为了让后学者更加理解,余在其原文原意上稍加浅显的解释,因学识水平有限难免会出现一些谬误,敬请见谅。

原文

脉乃血脉,气血之先;血之隧道,气息应焉;

其象法地,血之府也,心之合也,皮之部也;

资始于肾,资生于胃,阳中之阴,本乎营卫;

营者阴血,卫者阳气,营行脉中,卫行脉外;

脉不自行,随气而至,气动脉应,阴阳之谊;

气如橐籥,血如波澜,血脉气息,上下循环;

十二经中,皆有动脉,惟手太阴,寸口取决;

此经属肺,上系吭嗌,脉之大会,息之出入;

一呼一吸,四至为息,日夜一万,三千五百;

一呼一吸,脉行六寸,日夜八百,十丈为准;

初持脉时,令仰其掌,掌后高骨,是谓关上;

关前为阳,关后为阴,阳寸阴尺,先后推寻;

心肝居左,肺脾居右,肾于命门,居两尺部;

魂魄谷神，皆见寸口，左主司官，右主司府；

左大顺男，右大顺女，本命扶命，男左女右；

关前一分，人命之主，左为人迎，右为气口；

神门决断，两在关后，人无二脉，病死不愈；

男女脉同，唯尺则异，阳弱阴盛，反此病至；

脉有七诊，曰浮中沉，上下左右，消息求寻；

又有九候，举按轻重，三部浮沉，各候五动；

寸候胸上，关候膈下，尺候于脐，下至跟踝；

左脉候左，右脉候右，病随所在，不病者否；

浮为心肺，沉为肾肝，脾胃中州，浮沉之间；

心脉之浮，浮大而散；肺脉直浮，浮涩而短；

肝脉之浮，沉而弦长；肾脉之浮，沉实而濡；

脾胃属土，脉宜和缓；命为相火，左寸同断；

春弦夏洪，秋毛冬石；四季和缓，是谓平脉；

太过实强，病生于外；不及虚微，病生于内；

春得秋脉，死在金日；五脏准此，推之不失；

四时百病，胃气为本；脉贵有神，不可不审；

调气自气，呼吸定息；四至五至，平和之则；

三至为迟，迟则为冷；六至为数，数既热证；

转迟转冷，转数转热，迟数既明，浮沉当别；

浮沉迟数，辨内外因；外因于天，内因于人；

天有阴阳，风雨晦冥；人喜怒忧，思悲恐惊；

外因之浮，则为表证；沉里迟阴，数则阳盛；

内因之浮，虚风所为，沉气迟冷，数热何疑；

浮数表热，沉数里热；浮迟表虚，沉迟冷结；

表里阴阳，风气冷热；辨内外因，脉证参别；

脉理浩繁，总括于四，既得提纲，引申触类；

浮脉法天,轻乎可得,汛汛在上,如水漂木;

有力洪大,来盛去悠,无力虚大,迟而且槁;

虚甚则散,涣漫不收,有边无中,其明曰芤;

浮小为濡,绵浮水面,濡甚则微,不任寻按;

沉脉法地,近于筋骨,深深在下,沉极为伏;

有力为牢,实大弦长,牢甚则实,幅幅而强;

无力为弱,柔小如绵,弱甚则细,如蛛丝然;

迟脉属阴,一息三至;小驶于迟,缓不及四;

二损一败,病不可治;两息夺精,脉已无气;

浮大虚散,或见芤革;浮小濡微,沉小细弱;

迟细为涩,往来极难,易散一止,止而复还;

结则来缓,止而复还;代则来缓,止而不回;

数脉属阳,六至一息,七疾八极,九至为脱;

浮大者洪,沉大劳实,往来流利,是谓之滑;

有力为紧,弹如转索,数见寸口,有止为促;

数见关中,动脉可候,厥厥动摇,状如小豆;

长则气治,过于本位,长而端直,弦脉应指;

短则气病,不能满部,不见于关,唯尺寸候;

一脉一形,各有主病,数脉相兼,则见诸证;

浮脉主表,里必不是,有力风热,无力血热;

浮迟风虚,浮数风表,浮紧风寒,浮缓风湿;

浮虚伤暑,浮芤失血,浮洪虚火,浮微劳极;

浮濡阴虚,浮散虚剧,浮弦痰食,浮滑痰热;

沉脉主里,主寒主积,有力痰食,无力气郁;

沉迟虚寒,沉数热伏,沉紧冷痛,沉缓水蓄;

沉牢痼冷,沉实热极,沉弱阴虚,沉细痹湿;

沉弦饮痛,沉滑宿食,沉伏吐利;阴毒聚积,

迟脉主脏,阳气伏潜,有力为痛,无力虚寒;

数脉主腑,主吐主狂;有力为热,无力为疮;

滑脉主痰,或伤于食,下为蓄血,上为吐逆;

涩脉少血,或中寒湿,反胃结肠,自汗厥逆;

弦脉主饮,病属肝胆,弦数多热,弦迟多寒,

脉弦支饮;沉脉悬痛,阳弦头痛,阴弦腹痛;

紧脉主寒,又主诸痛;浮紧表寒,沉紧里痛;

长脉气平,短脉气病;细则气少,大则病进;

浮长风痛,沉短宿食;血虚脉虚,气实脉实;

洪脉为热,其阴则虚;细脉为湿,其血则湿;

缓大者风,缓细者湿,缓涩血少,缓滑内热;

濡小阴虚,弱小阳竭,阳竭恶寒,阴虚发热;

阳微恶寒,阴微发热;男微虚损,女微泄血;

阳动汗出,阴动发热;为痛与惊,崩中失血;

虚寒相搏,其名为革;男子失精,女子失血;

阳盛则促,肺痈阳毒;阴盛则结,疝瘕积郁;

代则气衰,或泄脓血;伤寒心悸,女胎三月,

脉之主病,有宜不宜,阴阳顺逆,吉凶可推;

中风浮缓,急实则感;浮滑中痰,沉迟中气;

尸厥沉滑,卒不知人,入脏身冷,入腑身温;

风伤于卫,浮缓有汗;寒伤于营,浮紧无汗;

暑伤于气,脉虚身热;湿伤于血,脉缓细涩;

伤寒热病,脉喜浮洪;沉微涩小,证反必凶;

汗后脉静,身凉则安;汗后脉躁,热甚必难;

阳病见阴,病必危殆;阴病见阳,虽困无害;

上不至关,阴气已绝;下不至关,阳气已竭;

代脉止歇,脏绝倾危,散脉无根,形损难医;

饮食内伤，气口急滑，劳倦内伤，脾脉大弱；

欲知是气；下手脉沉，沉极则伏，涩弱久深；

大郁多沉，滑痰紧食，气涩血芤，数火细湿；

滑主多痰，弦主留饮；热则滑数，寒则弦紧；

浮滑兼风，沉滑兼气；食伤短疾，湿留濡细；

虐脉自强，弦数者热，弦迟者寒；代散者折，

泄泻下痢，沉小滑弱，实大浮洪；发热则恶，

呕吐反胃，浮滑者昌；弦数紧涩，结肠者亡；

霍乱之候，脉代勿讶；厥逆迟微，是则可怕；

咳嗽多浮，聚肺关胃，沉紧小危，浮濡易治；

喘急息肩，浮滑者顺，沉涩肢寒，散脉逆证；

病热有火，洪数可医；沉微无火，无极者危；

骨蒸发热，脉数而虚；热而涩小，必损其躯；

劳极诸虚，浮软微弱，土败双弦，火炎急救；

诸病失血，脉必包芤；微小可喜，数大可忧；

瘀血内蓄，却宜牢大；沉小涩微，反成其害；

遗精自浊，微浮而弱；火盛阴虚，芤濡洪数；

三消之脉，浮大者生；细小微涩，形脱可惊；

小便淋闭，鼻头色黄，涩小无血，数大何妨；

大便燥结，须分气血，阳数而实，阴迟而涩；

癫乃重阴，狂乃重阳，浮洪吉兆，沉急凶殃；

痫脉宜虚，实急者恶，浮阳沉阴，滑痰数热；

喉痹之脉，数热迟寒，缠喉走马，微伏则难；

诸风眩晕，有火有痰，左涩死血，右大虚看；

头痛多弦，浮风紧寒；热洪湿细，缓滑厥痰；

气虚弦实，血虚微涩；肾厥弦坚，真痛短涩；

心腹之痛，其类有九，细迟从吉，浮大延久；

疝气弦急，积聚在里，牢急者生，弱急者死；

腰痛之脉，多沉而弦，兼浮者风，兼紧者寒；

弦滑痰饮，濡细肾著，大乃肾虚，沉实闪朒；

脚气有四，迟寒数热，浮滑者风，濡细者湿；

痿病肺虚，脉多微缓，或涩或紧，或细或濡；

风湿湿气，合而为庳，浮涩而紧，三脉乃备，

五疸家热，脉必洪数；涩微属虚，切忌发渴；

脉得诸沉，责其有水；浮气与风，沉石或里；

沉数为阳，沉迟为阴；浮大出厄，虚小可惊；

胀满脉弦，土制于木，湿热数洪，阴寒迟弱；

浮为虚满，紧则中实；浮大可治，虚小危极；

五脏为积，六腑为聚；实强者生，沉细者死；

中恶腹胀，紧细者生；脉若浮大，邪气已深；

痈疽浮数，恶寒发热，若有痛处，痈疽所发；

脉数发热，而痛者伤；不数不热，不疼阴疮；

未溃痈疽，不怕洪大；已溃痈疽，洪大可怕；

肺痈已成，寸数而实；肺痿之形，数而无力；

肺痈色白，脉宜短涩，不宜浮大；睡糊呕血，

肠痈实热，滑数可知，数而不热，关脉芤虚；

微涩而紧，未脓当下；紧数脓成，切不可下；

妇人之脉，以血为本，血旺易胎，气肝难孕；

少阴动甚，谓之有子；尺脉滑利，妊娠可喜；

滑疾不散，胎为之月；但疾不散，五月可别；

左疾为男，右疾为女；女腹如箕，男腹如釜；

欲产之脉，其至离经，水下乃产，赤下勿惊；

新产之脉，缓滑为吉；实大弦牢，有证则逆；

小儿之脉，七至为平；更察色证，与虎口文；

奇经八脉,其诊又别;直上直下,浮则为督,

牢则为冲;紧则任脉,寸左右弹,阳跷可决;

尺左右弹,阴跷可别;关左右弹,带脉当决;

尺外斜上,至寸阴维;尺内斜上,至寸阳维;

督脉为病,脊强癫痫;任脉为病,七疝瘕坚;

冲脉为病,逆气里急;带主带下,脐痛精失;

阳维寒热,目眩僵仆;阴维心痛,胸肋刺痛;

阳跷为病,阳缓阴急;阴跷为病,阴缓阳急;

癫痫瘈纵,寒热恍惚;八脉脉证,各有所属;

平人无脉,移于外络;兄位弟乘,阳溪列缺;

病脉既明,吉凶当别;经脉之外,又有真脉;

肝绝之肺,循刀责责;心绝之脉,转豆躁疾;

脾则雀啄,如屋之漏,如水之流,如杯之覆;

肺绝如毛,无跟萧索,麻子动摇,浮波之合;

肾脉将绝,至如省客,来如弹石,去如解索;

命脉将绝,虾游鱼翔,至如涌泉,绝在膀胱;

真脉既形,胃已无气,参察色证,断之以臆。

脉乃血脉

注释:脉之动是靠血液流动,鼓动脉管而形成脉象。

气血为先

注释:气血的运行而后成脉,故气血为先。

血之隧道

注释:血之隧道就是指血管,血管即脉管。

气息应焉

注释:血在血管中运动靠气在引导,故称气为血之帅。

其象法地

注释:原于人法地,地法天,天法道之意。

血之府也

注释:指周身之气血的运动。

心之合也

注释:靠心脏运动而输出形成脉象。

皮之部也

注释:表现在皮肤表面脉搏动之象。

资始于肾

注释:肾气先天之精气故称资始于肾。

资生于胃

注释:胃气后天之气,水谷精微,生血之源故称资生于胃。

阳中之阴

注释:是指阳气和阴血,实指气血的运行。

本乎营卫

注释:阳气,卫气,营血,阴血,卫气营血之运行。

营者阴血

注释:营血就是指人之血液。

卫者阳气

注释:卫气也生于水谷行于脉外,有保卫肌肤,引导血液流动之功能。

营行脉中

注释:营血在脉管中流动,也就是血液在脉管中运行之意。

卫行脉外

注释:卫气在脉管外面经络中运行。

脉不自行

注释:血脉不会自行流动,靠卫气的运行而流动。

随气而至

注释:气动则血动,气行则血行。

气动脉应

注释:阳气的运动,引血液运行故有脉动。

阴阳之谊

注释:气血阴阳相辅相成,缺一不可,故经云:"阴在内,阳之守;阳在外,阴之使。"

气如橐龠

注释:橐龠古之风箱指呼吸如风箱一样一进一出往来。

血如波澜

注释:血在脉管中如河水波澜一样涌动。

血脉气息

注释:血,血液;脉,脉管;气息指呼吸,指气血的运动。

上下循环

注释:气血运动在全身之循环,运动不息。

十二经中

注释:指人体十二经络。

皆有动脉

注释:十二经络中全部有气血的运行。

唯手太阴

注释:手太阴肺经,肺司呼吸,气之源泉。

寸口取决

注释:手太阴肺经之脉在手的寸部也称气口。

此经属肺

注释:指手太阴肺经。

上系吭嗌

注释:和咽喉部相连。

脉之大会

注释:因肺司呼吸,十二经相合之处也是血脉相交之处。

息息出入

注释:指呼吸气息往来。

一呼一吸

注释:称为一息,指一呼一吸的气息往来。

四至为息

注释:正常脉搏搏动一息四至。

日夜一万 三千五百

注释:是指人的呼吸次数,因古代计时以漏沙为计时,不如现代以钟表为计时;故并不十分准确。

一呼一吸 脉行六寸 日夜八百 十丈为准

注释:此节是用来说明人一呼一吸间血液在人体内血管流动的长度,一昼夜循环人体所有的经络总长度为十丈左右,其实并不完全准确。

初持脉时

注释:是指开始切脉之初。

令仰其掌

注释:患者的手掌应仰放在腕托之上。

掌后高骨

注释:指腕后的桡骨。

是谓关上

注释:就是桡骨上面,也就是常说的高骨为关。

关前为阳

注释:关前就是靠近手腕的部位,称为寸部主阳。

关后为阴

注释:关后指靠近肘部方向的部位称为尺部主阴。

阳寸尺阴

注释:关前为寸,关后为尺,寸属阳,尺部属阴。

先后推寻

注释:寻找脉搏之意。

心肝居左

注释:心脉,肝脉位置在左手腕部的寸部关部。

肺脾居右

注释:肺脉,脾脉的位置在右手腕部的寸部关部。

肾与命门　居两尺部

注释;两肾分为肾与命门,左手肾脉指肾阴,右手命门指肾阳,两脉皆在尺部。

魂魄谷神　皆见寸口

注释:寸口之脉心与肺,心主神明,肺主七魄,心肺与精气神有关,肺脾相关,心肝相关。

左主司官

注释:左寸部主心脉,心藏神,君主之官。

右主司府

注释:右寸部主肺脉,肺朝百脉称相傅之官。

左大顺男

注释:指男性左手脉象旺,身体机能好。

右大顺女

注释:指女性右手脉象旺,身体机能好。

本命扶命 男左女右

注释:指人体机能男性左边旺,女性右边旺,但人体机能故障出现男性易发在左,女性易发在右,这和女男差别有关。

关前一分

注释:指寸脉和关脉之间距离不足一寸,九分远。

人命之主

注释:固主气血之脉称人命之主。

左为人迎

注释:左手寸口脉为心脉,主血;故称为人迎。

右为气口

注释:右手寸口脉为肺脉,主气;称为气口。

神门决断

注释:神门者心脉,心脉的盛衰决定人体的健康。

两在关后

注释:关后两尺脉,肾气的盛衰也是决定人体盛衰的关键。

人无二脉　病死不愈

注释:人有三部脉,如两部无脉证明人的脏腑已衰,故人的病情已经很严重了。

男女脉同　唯尺则异

注释:男女之间的脉象所主是一样的,但古人认为唯有尺部左肾右命男女相反。

反此病至　阳弱阴盛

注释:人的脉象有三阴三阳,阳脉稍弱,阴脉稍旺;如果反常就是病态。

脉有七诊　曰浮中沉　上下左右　消息求寻

注释:是指诊脉之时要用七种不同方式慢慢地体会,寻找出各种的脉象变化来确定所代表的各种病症。

又有九候　举按轻重　各候五动

注释:九候者,脉有寸,关,尺三部;每部浮中沉取三次,三部各三次共为九次;故称九候。以察脉象变化,每部浮中沉要各候五动方能准确。

寸候胸上

注释:寸脉所属上焦,上焦者胸以上。

关候膈下

注释:关脉所属中焦,中焦者脐之上胸膈之下。

尺候于脐

注释:尺脉主肾,主下焦;下焦者,脐腹以下。

下至跟踝

注释:尺脉主下,故包括足腿都在尺脉的范围内。

左脉候左

注释:人体左手脉搏代表人体左半部分的气血运行。

右脉候右

注释:人体右手脉象代表人体右半部分的气血运行状况。

病随所在　不病者否

注释:人机体所在部分出现病态,其部分的脉象一定会有问题;如偏枯者有病部分脉象肯定有变化。

浮为心肺

注释:浮为阳脉代表心肺之脉象也是上焦之象。

沉为肾肝

注释:肝肾为阴,主里,故脉象偏沉。

脾胃中州　浮沉之间

注释:脾主土,在中焦;其脉象在不浮不沉之间,故称为浮沉之间。

心脉之浮　浮大而散

注释:心主血脉,血液的运行流畅而不滞,故其脉象偏浮大而微散。

肺脉之浮

注释:肺主气,气行脉外,故脉象偏浮。

浮涩而短

注释:肺的一呼一吸,一张一合,使气出气入故偏涩。

肝脉之沉　沉而弦长

注释:肺脉主里,主阴,肝藏血,故其脉象微沉而弦长。

肾脉之沉　沉实而濡

注释:肾主里,主阴,藏精故脉象沉实而濡。

脾胃属土　脉宜和缓

注释:脾胃中州属土,其象法地,司水谷精微,故有和缓平和之象。

命为相火　左寸同断

注释:命门属阳,指肾阳称为相火。左寸属心,心为君火。心君火盛也会导致肾火的旺盛。

春弦夏洪　秋毛冬石　四季和缓　是谓平脉

注释:春天生发之季,脉象偏弦;夏天火热,脉象偏洪大;秋金气燥,脉象浮而濡称为毛;冬令寒冷,血管收缩故脉象偏沉称为石。四季之变化会使脉有一定的变化属正常脉象。

太过实强　病生于外

注释:脉象太过是指超过正常的搏动的脉象的变化,多属于受外邪侵犯所致,多属实证范畴。

不及虚微　病生于内

注释:不及,不到位;虚微,虚弱之象,低于正常的脉象;多因脏或内因所引起的虚弱的病症。

春得秋脉　死在金日

注释:春天之脉多弦实而秋天之脉濡弱,故春得秋脉为病势较重。金日水旺克木,故能加重病情。

五脏准此　推之不失

注释:根据五行生克之理,五脏所属;古人认为日元应对应五行,对人体有相应的影响,但有待于研究。

四时百病　胃气为本

注释:四时,四季,一年之间不论任何病症转好转坏都要依靠胃气的功能的盛衰,来决定脾胃功能强,病则易愈反之愈后皆差。

脉贵有神　不可不审

注释:脉搏动不疾不徐,整齐有力称之为有神。只要脉动有神,病症就轻就容易治愈。

调停自气　呼吸定息

注释:指切诊之时,医者要把自己的气息调整均匀,一呼一吸要稳定一致,不能急躁。

四至五至　平和之则

注释:一呼一吸为一息,一息之间脉动四次至五次,为正常搏动属平和无病之象。

三至为迟

注释:一息之间脉动不超过三次称为迟脉。

迟则为冷

注释:迟脉多因阳气虚,寒冷所导致故迟脉为寒。

六至为数

注释:一息之间脉动六次为数脉。

数即热证

注释:数脉多因阴虚火旺所致,故数脉为热。

转迟转冷

注释:脉象转为迟脉,证明病症转为寒证。

转数转热

注释:脉象转为数脉,证明病症转为热证。

迟数既明　浮沉当别

注释:明了脉动的迟数病理的原因,更要了解脉象的沉浮,代表着什么类型病理。

浮沉迟数　辨因内外

注释:浮沉迟数脉象之四纲领,所属病之寒热及内因或外因所导致,故称四纲。

外因于天

注释:外因之邪多因外界六淫风,寒、暑、湿、燥、火所致。

内因于人

注释:内因致病多属于七情喜、怒、忧、思、悲、恐、惊所致。

天有阴阳　风雨晦冥

注释:指天气的变化或寒,或热,或风,或雨,或阴,或晴等变化;指六淫。

人喜怒忧　思悲恐惊

注释:是指人的情绪的各种变化,指七情。

外因之浮　则为表证

注释:如外因之为病,脉象浮多表证,病情转浅比较易治。

沉里迟阴

注释:如脉象偏沉或沉脉,为里证,较重;有迟脉为阴症,寒症。

数则阳盛

注释:如脉象沉数,则为内热阳盛。

内因之浮　虚风所为

注释:内因致病,脉象反浮,多属于体虚而有风之症;此风多属内风,非外风所致。

沉气迟冷

注释:脉象沉,多与气有关;迟脉与寒冷有关。

数热何疑

注释:脉象数,就是热证,不用怀疑。

浮数表热

注释:脉象浮数者,其热在表。脉诀云:"浮者表,数者热也。"

沉数里热

注释:脉象沉数者,其热在里。沉为里为内,此脉象内热之象。

浮迟表虚

注释:脉象浮而迟是表虚,虚寒之症。

沉迟冷结

注释:脉象沉而迟,寒气凝结于内,内寒之象。

表里阴阳

注释:各种病症是在表或是在里,是属阴还是属阳。

风气冷热　辨内外因　脉证参别

注释:是风,是气,是寒,是热,是内因还是外因所致;都应仔细诊脉,通过脉象来辨别诊断。

脉理浩繁　总括于四　既得提纲　引申解类

注释:脉理,脉象种类很多变化复杂,但总体为四类即浮,沉,迟,数为四纲;其它的各种脉象皆从四纲中引申而来。

浮脉法天　轻乎可得

注释:浮脉在上轻手既得,故称法天;也称脉象。

汛汛在上

注释;此状为脉动体状,切诊是手的感觉。

如水漂木

注释:就像木片在水面漂浮之状,故也称脉状。

有力洪大　来盛去悠

注释:此脉状有力洪大,来盛去慢,此类脉象为洪脉。

无力虚大

注释:浮大无力为虚脉。

迟而且槁

注释:槁者干枯之意,浮而迟槁有涩脉之意。

虚甚则散　涣慢不收

注释:虚甚则是浮大而散,散者四边散大有涣漫不收之感,此脉为散脉。

有边无中　其名曰芤

注释:脉诀言:"浮大中空,乃是芤。"中空者,中间空虚而周边有实的感觉。

浮小为濡　绵浮水面

注释:濡者细小而软,不流畅之感;如棉絮浮在水面一样,称为濡脉。

濡甚则微　不任寻按

注释:比濡脉更软更细,似有似无,称为微脉。微脉应轻扶细察,不宜重按,重按则无。

沉脉法地　近于筋骨

注释:沉脉在肌肤之下,故称为法地。应重按至筋骨之间,有推筋至骨之说。

深深在下　沉极为伏

注释:比沉脉还沉,贴进筋骨;须重按至骨方得,称之为伏脉。

有力为牢　实大弦长

注释:沉而有力,实大弦长之象为牢脉。

牢甚则实　幅幅而强

注释:比牢脉更坚实,脉搏一下比一下更有力;称之为实脉。

无力为弱　柔小如棉

注释:沉而无力,小而柔如棉絮一样为弱脉。

弱甚则细　如蛛丝然

注释:比弱脉更细小,如同蜘蛛丝一样细软,为细脉。

迟脉属阴 一息三至

注释:迟脉属于阴症,阴症则阳虚;故脉来迟缓一息三至。

小驶于迟　缓不及四

注释:比迟脉较快,但一息仍不足四至,此类脉象为缓脉。

二损一败　病不可治

注释:一息两至称为损脉,一息一至为败脉,为阳气已绝不能为治的重症。

两息夺精　脉已无力

注释脉学四言举要

注释:两息一至之脉,说明人的精气神已绝,已是垂危之象。

浮大虚散　或见芤革　浮小濡微　沉小细弱

注释:脉象呈现浮大虚散之象或是芤脉,革脉都属于虚极重症之脉象。此类脉象皆见于阳气亏虚,病程日久,气血不足等重症之象。

迟细为涩　往来极难

注释:迟而细为涩脉,涩脉往来很难,似止非止,故有病蚕食叶之说。

易散一止　止而复还

注释:指涩脉脉动之间有停止之意,但中止时间短暂;故称似止非止之意。

结则来缓　止而复来

注释:结脉来往之间似脉缓,但脉动之间有停止;有止则称结脉,但结脉的止脉并无定数。

代则来缓　止不能回

注释:代脉来往之间也缓,脉动有停止而且中止的时间转长并且不在复动,需待下一次脉动复来。

数脉属阳　六至一息

注释:数脉为阳,属热症,一息六至称为数脉。

七疾八极

注释:一息七至为疾脉,一息八至为极脉,均为热性。

九至为脱

注释:一息九至为脱脉,属热极变为虚脱之象。

浮大者洪　沉大牢实

注释:浮而大者称为洪脉,属阳性。沉而大者称为牢脉或为实脉。

往来流利　是谓之滑

注释:脉诀云:"滑脉如珠。"又云:"往来流利欲还前。"是滑脉的体状。

有力为紧　弹如转索

注释:脉象紧而有力,如扶绳索一般弹而有力,称之为紧脉。

数见寸口　有止为促

注释:寸口脉象数而有中止之象,称为促脉;故云数而有止为促。

数见关中　动脉可候

注释:只有在关脉有数的感觉,其它部位没有称为动脉。脉诀云:"数见关中动脉形。"

厥厥动摇　状如小豆

注释:动脉之动,数而小,有如小豆摇摇一样;这是动脉脉动的特殊征候体状。

长则气治　过于本位

注释:长脉应指超过脉动的原来位置,指感长直,如按在长杆上一样的感觉;长脉多属阳明热症。

长而端直　弦脉应指

注释:长脉直而长,而弦脉长而偏硬有扶在琴弦上的感觉;这是长脉和弦脉的分别。

短则气病　不能满部　不见于关　唯尺寸候

注释:短脉短小,不能达全部脉位;但短脉只在寸部或尺部才可能出现。在关脉部位是没有短脉,短脉者气血亏虚之象;故称短脉气病。

一脉一形　各有主病　数脉相兼　则见诸症

注释:一种脉象代表着一种病患,如果脉见多种脉象,则数病兼致,不是单一的病证。

浮脉主表　里必不是

注释:浮脉一般都代表着表症,而里证一般是不会出现浮脉的。

有力风热

注释:浮而有力之脉象多为风热之证。

无力血热

注释:浮而无力之脉象多为血虚气虚之证。

浮迟风虚

注释:浮而迟之脉象多为风证虚证。

浮数风热

注释:浮而数之脉象多为风热之证。

浮紧风寒

注释:浮而紧之脉象多为外感风寒之证。

浮缓风湿

注释:脉象浮缓多为受风受湿所致。

浮虚伤暑

注释:脉象浮而虚大多暑湿伤人表虚所致。

浮芤失血

注释:脉象浮而芤者多因失精亡血所致的气血亏虚。

浮洪虚火

注释:脉象浮而洪,浮者多虚,洪者多热,有虚火之象。

浮微牢极

注释:脉象浮而微小,是气血双亏至极的表现。

浮濡阴虚

注释:浮而濡属血少阴虚之象。

浮散虚剧

注释:浮而散属气血亏虚已致极点。

浮弦痰食

注释:脉象浮而弦,属痰饮食积之症。

浮滑痰热

注释:脉象浮而滑,属痰湿生热之象。

沉脉主里

注释:沉脉多属里症,也就属于脏腑之内的病患。

主寒主积

注释:沉脉多属阴症,寒症或积聚之症。

有力痰食

注释:沉而有力之脉象多属痰食内聚之证。

无力气郁

注释:沉而无力之脉象多属气郁气结之证。

沉迟虚寒

注释:沉而迟者属于寒凝于内;沉而虚寒者恐有误也。

沉数热伏

注释:脉象沉而数,属于热结于内。

沉紧冷痛

注释:脉象沉而紧属寒凝结于腹内有冷痛之感。

沉缓水蓄

注释:沉而缓有水湿蓄积或浮肿之症。

沉牢痼冷

注释:沉而牢有寒积,寒凝于内脏之象。

沉实热积

注释:沉而实则热积于内,实热大热之象。

沉弱阴虚

注释:沉而弱之脉象,阴阳虚之表现;要依据脉所代表之脏器所属,如左尺沉弱为阴虚,右尺沉弱为阳虚;故脉诀云:"沉弱寒热。"

沉细痹湿

注释:脉见沉而细者多属风湿痹症。

沉弦饮痛

注释:脉见沉而弦者,多为悬饮积液而作痛。

沉滑宿食

注释:脉见沉滑者多为食积,如胃内结石之症。

沉伏吐利　阴毒聚积

注释:沉而伏为阳气内伏,阴气偏胜,出现上吐下利之症状;属阴阳格柜之象。

迟脉主脏　阳气伏潜　有力为痛　无力虚寒

注释:迟脉的出现主五脏之间阳气不足,迟而有力,为寒积而痛;迟而无力属正气虚,为虚寒之症。

数脉主腑　主吐主狂

注释:数而沉,主热入六腑,属实热症的范畴,故有吐逆之证或狂躁之证。

有力为热

注释:数而有力,体内实热之脉象。

无力为疮

注释:数而无力为虚热之象,为疮类,为肺阴虚或肺脓肿之类。

滑脉主痰　或伤于食

注释:滑脉之脉象多因体内痰积或食积。

下为蓄血

注释:下指尺部,出现滑脉多下焦瘀血。

上为吐逆

注释:上指寸,关部出现滑脉,多因中上焦痰饮,导致吐逆之证候。

涩脉少血

注释:涩脉细缓而止往来艰难,因气血两亏,气血运行不良所致。

或中寒湿

注释:体内寒湿太重,阻滞阳气,则也会出现涩脉。

反胃结肠

注释:寒湿凝结于胃肠之间,使中阳不振出现吐逆之症,脉象也会出现涩脉。

自汗厥逆

注释:厥症因阳气被阻,阴气太盛,阴阳颠倒失衡,也会出现涩脉。

弦脉主饮

注释:弦脉多属痰饮之证。

病属胆肝

注释:因肝脉偏弦,故弦脉多属肝胆病证。

弦数多热

注释:脉象弦而数属热症。

弦迟多寒

注释:脉象弦而迟属寒症。

浮弦支饮

注释:浮弦之脉为支饮,支饮者肺气肿,肺水肿之类。

沉弦悬饮

注释:沉悬之脉为悬饮,悬饮者胸膜积液之类。

阳弦头痛

注释:阳弦者,热性病,脉弦而热者多头痛。

阴弦腹痛

注释:阴弦者,寒性病,故脉弦而寒者多腹痛。

紧脉主寒

注释:紧脉多因寒气过重,阳气过虚而出现的脉象。

又主诸痛

注释:因寒气凝滞气血,故诸痛之症多会有紧脉出现。

浮紧表寒

注释:脉象浮而紧,多因表虚而感受寒凉导致。

沉紧里痛

注释:脉象沉紧,多因腹内寒气凝结导致疼痛。

长脉气平

注释:如长脉搏动均匀为无痛之病。

短脉气病

注释:短脉者为在寸尺不足,多为气分有病或气短或气滞。

细则气少

注释:细脉者,细如丝,气血不足之症。

大则病进

注释:大者就是脉象超过原有脉象称之为大,乃病势发展之意。

浮长风痛

注释:脉浮而长,就是大之意;浮者为风长,乃病进之意;临床上癫痫之症或惊痫,惊风等症脉,皆浮而长大。

沉短宿食

注释:沉而短之脉象,多因脾虚中寒而宿食内停。

血虚脉虚

注释:血虚之体,经脉空虚故脉象虚大无力。

气实脉实

注释:气者阳气,阳气旺盛,故脉象洪实有力。

洪脉为热　其阴则虚

注释:脉象洪大为热性,热者为阳,阳盛则阴虚,属阴阳失蘅之象。

细脉为湿　其血则虚

注释:大多细脉的出现多为体内有湿,凡细脉者则血虚,血少,气血亏虚之象。

缓大者风

注释:脉象缓而大者,风盛之象。

缓细者湿

注释:脉象缓而细者,湿重之象。

缓涩血少

注释:脉象缓而涩,气血枯槁之象。

缓滑内热

注释:脉象缓而滑,内有湿热之象。

濡小阴虚

注释:脉象濡而小,精血亏虚真阴不足。

弱小阳竭

注释:脉象弱而小,阳气衰竭之象。

阳竭恶寒

注释:阳气衰竭,会有恶冷怕寒之征兆。

阴虚发热

注释:阴虚者必阳胜,阳者火热,故阴虚多发热。

阳微恶寒

注释:阳微者,阳虚也;阳虚阴胜,故肢冷恶寒。

阴微发热

注释:阴微者,阴虚也;阴虚则阳盛,故有五心烦热之感。

男微虚损

注释:男性阴阳虚损者,精气神不足,身体虚弱之感。

女微泻血

注释:女性阴阳不足者,会令人失血成为气血亏虚之感。

阳动汗出

注释:阳动者,阳气翻覆,会令人出汗;故有汗出之阳之说。

阴动发热

注释:阴主静,一旦阴动则热入血室,使人蒸蒸发热。

为痛为惊　崩中失血

注释:阴阳的失衡,或阳动或阴动,可为痛症,惊恐之症或崩中失血,都于阴阳有关。

虚寒相搏　其名为革

注释:革脉浮弦而芤,浮者虚之象;芤者失血之象。仲景云:"弦甚为寒。"其实由于大量失血,使血管内空虚,阳气丧失;故而呈现虚寒之状,其脉象成为革。

男子失精　女子失血

注释:革脉的出现多因男子精气大伤或女子失血过多而致。

阳盛则促

注释:阳盛则阴虚,故脉象数;数而时止为促脉。

肺痈阴毒

注释:有经云:"促脉多见寸口。"故脉象促者多为肺病,阳毒阴湿之症(肺脓肿之类)。

阴盛则结

注释:阴盛则阳衰,故脉象缓;缓而时止为结脉。

疝瘕积郁

注释:结脉动而有止,属于气血凝结,顽痰积聚之证候。

代则气衰　或泄脓血　伤寒心悸　女胎三月

注释:代脉者中止不能自还,因搏动停止的时间较长,而且每次中止后的搏动次数基本相同;故称之为代脉。产生代脉的基本原因多因心经气血瘀阻或心气衰弱所导致或因伤寒及妊娠也可能有代脉出现。

脉之主病　有宜不宜　阴阳顺逆　凶吉可推

注释:一般代脉出现是比较严重之症,但也有一些个体差异;虽有代脉,但并无病患故不可一概而论。

中风浮缓

注释:中风之患,脉象多浮而缓,脉浮多属虚属风。

急实则忌

注释:脉象浮而急实,则为正气虚而邪气实,是中风之症的大忌。

浮滑中痰

注释:中风者有浮滑之脉象,属痰盛阻塞经络所致,故称之为中痰。

沉迟中气

注释:中风者,脉象沉迟属阳气大亏,真气不足称为中气。

尸厥沉滑　卒不知人

注释:尸厥者,厥逆不醒,出现此种症状属于严重的中脏腑的病症相当于脑出血或脑血栓之类的病症。

入脏身冷

注释:中脏者身体厥冷属重症。

入腑身湿

注释:中腑者身体偏温,属较轻的症候。

风伤于卫　浮缓有汗

注释:卫者表也,外邪风邪伤于表,使卫气受损,外感风热之象;故脉象浮缓而汗出,表虚。

寒伤于营　浮紧无汗

注释:寒凉之气入侵营血肌肤之内,故表实恶冷;脉象浮紧而无汗,外感风寒之象。

暑伤于气

注释:暑热湿气多伤表之卫气,故称为暑伤于气。

脉虚身热

注释:暑热湿气伤表之卫气,造成表虚之证;故脉缓多汗发热。

湿伤于血

注释:湿气粘滞易侵及营血,伤及肌肤。

脉缓细涩

注释:造成血液循环受阻,故脉象缓而细涩。

伤寒热病　脉喜浮洪

注释:伤寒发热之证,病在阳经,故脉象应浮而洪大为顺。

沉微涩小　证反必凶

注释:伤寒后蒸蒸发热而脉象沉微涩小,出现阴证之脉,属正气已亏的危重症候。

汗后脉静　身凉则安

注释:伤寒之证汗后脉静身凉,表明邪已去正气逐渐恢复,是即将痊愈之兆。

汗后脉躁　热甚必难

注释:伤寒之证汗后脉躁身热,属于邪未去而阴已伤,有津液枯槁亡阴之象。

阳病见阴　病必危殆

注释:阳病热性之证,反而见阴症,证明病势已深,正气大亏,已见亡阳之象,病已危重。

阴病见阳　虽困无害

注释:阴病三阴之证呈现阳热之象,证明阳气未衰,阴气尚存,虽危重但无妨。

上不至关　阴气已绝　下不至关　阳气已竭

注释:此脉象所指为短脉,短脉只在尺部或寸部表现出来,寸下不通尺或尺上不通寸,是阴阳决离之象。

代脉止竭　脏绝倾危

注释:代脉中止过长,止不再来,是脏气衰竭之象;故经有"结脉生,代脉死。"之说。

散脉无根　形损难医

注释:散脉者,散似扬花无定踪,孤说散脉无根,乃气血飘散之意,散脉出现气血大亏。

饮食内伤　气口急滑

注释:饮食内伤者,伤食也,有存食停水之象;故气脉象急而滑。脉诀云:"寸滑痰郁水停胸。"属于食积之证。

牢倦内伤　脾脉大弱

注释:牢倦内伤乃中气下陷,胃气不足,虚弱之病症;故脾脉大而弱,属真内伤也。

欲知是气　下手脉沉

注释:气郁,气结,气滞诸气之症,脉象皆沉。脉诀云:"沉者虚与气。"

沉极则伏

注释:伏者至骨乃阴盛阳伏之象,厥逆之先兆。

涩弱久深

注释:涩脉,弱脉的出现证明病势已深。

大郁多沉

注释:郁者,郁结也;有气郁,血郁,但凡郁结之症脉象皆沉。

滑痰紧食

注释:脉象沉滑者,多痰饮;脉象沉紧者,多积食。

气涩血芤

注释:气分病,气虚、气郁、气滞等脉象多见涩;血分病,失血、亡血者脉象多见芤。

数火细湿

注释:火热之证,脉象皆数而痰湿之脉皆细。

滑主多痰

注释:滑脉多痰饮,因痰湿粘滞使气血运行受阻,故脉象多滑。

弦主留饮

注释:留饮者,停滞也;水湿停留在各处,脉象多弦;如支饮、悬饮等。

热则滑数

注释:如果水湿痰饮偏热,脉象则见滑数。

寒则弦紧

注释:如果水湿痰饮偏寒,脉象则见弦紧。

浮滑兼风

注释:如果脉象浮滑,则湿而有风,风行脉外则,故浮。

沉滑兼气

注释:如果脉象沉沉,则湿而有气郁、气结之象。

食伤短疾

注释:伤食之脉可见短而疾。

湿留濡细

注释:水湿或痰湿的留滞,则脉象濡而细。

疟脉自弦　弦数者热　弦迟者寒　代散者折

注释:疟疾之病症脉象皆弦,因疟疾寒热往来时时发作,故脉象或数或迟;热者数,寒者迟,如见散脉、代脉则病情危重预后多不良。

泄泻下痢　沉小滑弱　实大浮洪　发热恶寒　呕吐反胃　浮滑者昌

注释:泄泻下痢之证多为传染性之疫症,病程日久,则病属三阴之证,故脉见沉小滑弱;如脉见实大浮洪,复见阳症,属邪气太胜;如蒸蒸发热,则病势已深;呕吐反胃乃胃中实热,脉见浮滑属顺,病势较浅,故无碍。

弦数紧涩　结肠者亡

注释:呕吐反胃者如脉见弦数紧涩之象,乃上下不通关格之象,病势已危。

霍乱之候　脉代无讶

注释:霍乱流行之疫症,上吐下泻,气血紊乱,故有代脉之象;但不可怕,不属危象。

厥逆迟微　是则可怕

注释:但凡脉象出现迟脉微脉症状易出现厥逆之证,则是阴阳决离之象,已成危重之症。

咳嗽多浮　聚肺关胃　沉紧小危　浮濡易治

注释:咳嗽者肺气上逆,脉象多为浮,如脉象出现沉紧或小之象,属肺气衰竭,脾胃虚弱,中阳下陷,脾土不能生金之象;故病情危重。如脉象浮濡,正气未绝,故易治也。

喘急息肩　浮滑者顺　沉涩肢寒　散脉逆证

注释:喘急息肩称为抬肩大喘属实喘,邪虽胜而正气未衰,故脉象浮滑;如有脉见沉涩肢寒脉散,属逆证,正气已亏,肺气将绝之象。

病热有火　洪数可医　沉微无火　无根者危

注释:火热之病脉象洪数有力是正顺之脉象,清热泻火其脉自平;反之脉象沉微无火之象,则属于热极生寒,正气衰竭之象,故属危重之证。

骨蒸发热　脉数而虚　热而涩小　必殂其躯

注释:骨蒸发热属阴虚血热之象,故脉见数而虚弱;如人体蒸蒸发热而脉见涩小,已属血枯亡阴之象,故其命必殂。

牢极诸虚　浮软微弱

注释:五劳过极之证,五劳者:心劳血损,肝劳神损,脾劳食损,肺劳气损,肾劳精损,故脉象浮软微弱。

土败双弦　火炎急数

注释:土败肝脾受伤,致使脾土衰竭,肝木衰竭;故两关之脉见弦脉或见急脉数脉。

诸病失血　脉必见芤

注释:凡失血过多的病证脉象皆芤。脉诀云"芤者失精亡血之象"。

缓小可喜　数大可忧

注释:失血之证如脉象缓小,正气未绝尚可救治;如见脉象数而大,属虚极阴气将尽之象。

瘀血内蓄　却宜牢大　沉小微涩　反成其害

注释:体内瘀血内蓄癥瘕之症,故脉象牢实,邪虽盛而正为衰;如脉象反出现沉小涩微之状,属邪未去而正已衰,阴阳失衡之象,故其症已危。

遗精白浊　微涩而弱　火盛阴虚　芤濡洪数

注释:遗精者阳虚,白浊者阴虚,故脉象有别;微涩而弱,肾阳火热,阳虚之候。反之阴虚火胜,脉象洪数,阴虚之候。但失精过重脉则出现芤濡之象。

三消之脉　浮大者生　细小微涩　形脱可惊

注释:三消:消渴、消中、消肾或称消渴之证;消渴症脾肾阴虚,虚火上炎,故脉象浮大;如脉象细小微涩证明脾肾之精气以衰竭,人已形销骨立,病入膏肓难以医治。

小便淋闭　鼻头色黄　涩小无血　数大何妨

注释:小便淋闭,淋者多尿,闭者无尿,多属于湿热下注,气化不利所致,故脉象数大;鼻头色黄者脾肺之气未衰,故无妨;如脉象涩小,鼻头色青或无血色,证明肺气已绝,气血凝滞病已危重。

大便燥结　须分气血　阳数而实　阴迟而涩

注释:大便燥结属热结肠道或阴虚内热,津液不足,故大便燥结脉数而实;也有大便结而不燥,属气血亏虚,中气不足,阳气下陷,肾火亏虚所致,故脉阴迟而涩。

癫乃重阴　狂乃重阳　浮洪吉兆　沉急凶殃

注释:癫者精神抑郁情志淡漠沉默痴呆,由痰气郁结心脾两虚所致阴盛阴主静故称重阴。狂者精神狂躁不安,破坏性极强;阳胜,阳主动;故称重阳。如脉象浮洪主顺,故可治;如脉象沉急,属阴阳错乱颠倒之象,故其症危。

痫脉宜虚　实急者恶　浮阳沉阴　滑痰数热

注释:痫者癫痫也称为羊癫风,此症病实而脉宜虚为顺;如脉象实急者为逆,此症皆为痰盛;风痰者浮滑而数,湿痰者沉滑而细。

喉库之脉　数热迟寒　缠喉走马　微伏则难

注释:喉库热性者脉象数,如喉痛,乳蛾之类。喉库寒性者脉象迟缓,如梅核气,喉岩等之类。缠喉走马者多属喉疔,喉风之类的急症。而脉象出现微伏之状者多属喉岩,喉瘤之类。

诸风眩晕　有风有痰　左涩死血　右大虚看

注释:风证之眩晕者皆因火因痰,经云"无痰不作眩"痰郁则化火故有火有痰。左手心肝,左手脉涩心肝血郁;右手肺脾,右手脉大属肺脾两虚。

头痛多弦　浮风紧寒

注释:头痛之证脉象多弦,弦者木盛之病。浮而弦者头风,浮紧者风寒。

热洪湿细　缓滑厥痰

注释:脉象洪大者热症,弦而细者痰湿,缓而滑者阻经络而厥逆。

气虚弦软

注释:正气亏虚者脉象虽弦但多濡软。

血虚微涩

注释:血虚者脉象微中有涩。

肾厥弦急

注释:肾厥者,肾痹也骨痿痉挛之症;弦急者,牢脉也。

真痛短涩

注释:真痛者,真心痛,因气血淤滞故脉象短涩。

心腹之痛　其类有九

注释:九种心痛说法源于"金匮要略""千金药方",提九痛为"饮心痛,食心痛,气心痛,血心痛,冷心痛,热心痛,悸心痛,虫心痛,痓心痛"。

细迟从吉　浮大延久

注释:心腹之痛多因邪气寒气凝结于腑,气血紊乱而痛,故应脉象细迟;如脉象反而浮大,证明邪气已扰脏气,使正气亏虚,故使病程延长经久不愈。

疝气弦急　积聚在里　牢急者生　弱急者死

注释:疝气之说多种如病在少腹,腹痛不得大小便,病名为疝,故疝分七种;此节所指疝气者乃寒疝之类,乃寒气结聚于腹,使之腹痛,挛急,故脉见牢急,但正气未亏,寒去阳回,自然痊愈;但脉见弱急,邪未去而正已亏,故病势已危。

腰痛之脉　多沉而弦　兼浮者风　兼紧者寒

注释:腰痛多因痰湿,寒湿,风湿之属阻滞经络,使经络不通而痛;故脉象多沉弦或浮或紧之象。

弦滑痰饮　濡细肾著　大乃肾虚　沉实闪肭

注释:脉象弦滑者多为痰饮之证;濡细之脉多与肾经有关;脉象虚大定是亏虚之象;沉脉实脉定与脏腑有关联。

脚气有四　迟寒数热　浮滑者风　濡细者湿

注释:古之脚气非今所指之脚气,由于风寒湿热等引起的下肢浮肿,疼痛,关节麻木不仁等,痿症痹症皆称为脚气;所指有四是"风痹,湿痹,寒痹,热痹",也有"筋痹,骨痹,脉痹,肌痹"之说。根据各种痹证的不同故脉有迟寒,数热,浮滑,濡细之分。

痿病肺虚　脉多微缓　或涩或紧　或细或濡

注释:痿症四肢酸软,不能行动故称为痿;多因正气亏虚或痰或湿或寒等入侵肌肤,经络;使之气血运行受阻,导致气滞血郁;故或微或缓或涩或紧或细或濡等根据不同症状而呈现各种脉象。

风寒湿气　合而为痹　浮涩而紧　三脉乃备

注释:风寒湿和并入侵人的机体而成为痹症,痹症顽固难医。风者,浮寒者紧;湿者涩;只有三症俱在才能称为痹,故痹证三脉具备。

五疸实热　脉必洪数　涩微属虚　切忌发渴

注释:五疸者古人所指五种颜色,也就是五色痢疾。痢疾属肠道湿热,疫毒留滞肠中,故脉象洪数。如脉象涩微,由于病程日久脾胃之阳气虚衰所致;故不宜发汗,恐亡其阳,下泻恐亡其阴。

脉得诸沉　麦其有水　浮气与风　沉石或里

注释:凡是沉脉多与水湿有关,因沉脉主里水湿之患多属阴症里症,故脉象皆沉。但凡脉象偏浮与气和风有关,风者在表;但有沉石之象者多为内脏里症。

沉数为阳　沉迟为阴

注释:沉脉数者为阳,为里热之证。沉脉迟者为阴,为内寒之证。

浮大出厄　虚小可惊

注释:浮大者脉象乃亏虚之象,故会有重症出现。虚小者脉象乃亏虚之极,会有危重之象出现。

胀满脉弦　土制于木

注释:两肋胀满,肝木郁结,故脉象弦。会出现木旺克土之象,故胸肋腹部胀满。

湿热数洪　阴寒迟弱

注释:湿热之症脉象多见洪数。阴寒之症脉象多见迟而弱之象。

浮为虚满

注释:虚而中满之症脉见浮象。

紧则中实

注释:脉象偏紧则可能为腹中实证。

浮大可治　虚小危极

注释:脉象浮大虽正气已虚,但终可救治。如脉象虚小,气血已亏致极,故很危险。

五脏为积　六腑为聚　实强者生　沉细者死

注释:积者气血积滞,故五脏为病多为积滞。聚者结也,故六腑为病多为聚结之症。五脏之积,六腑之聚,只要脉象实强者,邪虽胜,正未衰,故可治;如脉象沉细无力属邪未去而正已衰故难治。

中恶腹胀　紧细者生　脉若浮大　邪气已深

注释:中恶乃疫痢或中暑之类,故腹胀;因其遏制阳气故脉象紧细,邪去阳气复脉自复故无碍。若脉象反而浮大证明正气有损,邪气入内之象是病势已深之象。

痈疽浮数　恶寒发热　若有痛处　痈疽所发

注释:痈疽初起之症多为表证阳证,故有恶寒发热之象。初起之时有发热恶寒症状后,皮肤表面有红肿疼痛之处,就可能是痈疽发病点。

脉数发热　而痛者伤　不数不热　不疼阴疮

注释:外科疮症多为阳症,故发热而痛;如不发热也不痛者多为阴症,为痰为湿流注经络而成疮。

未溃痈疽　不怕洪大　已溃痈疽　洪大可怕

注释:痈疽之症未溃之前正气旺,邪气也盛,故脉象洪大为顺。如果痈疽已溃,消耗大量气血,正气已亏,脉象洪大是邪气太盛,故很危重。

肺痈已成　寸数而实　肺痿之形　数而无力

注释:肺痈肺经实热,故肺脉数而实。肺痿肺经阴虚,肺气虚故数而无力。

肺痈色白　脉宜短涩　不宜浮大　唾糊呕血

注释:肺痈吐白色之痰,证明气血瘀滞,故脉宜短涩;如出现浮大证明邪气太盛,所以会出现脓痰,血痰之征候。

肠痈实热　滑数可知　数而不热　关脉芤虚

注释:肠痈之证乃湿热聚结于肠内,故脉滑数而发热。如脉象数而不发热,脾脉芤虚是正气亏虚之象。

微涩而紧　未脓当下　紧数脓成　切不可下

注释:肠痈湿热聚积如脉微涩而紧是尚未化脓,故当下泻已祛其聚;如脉象紧而散则以化脓,此时如用下法,会导致肠道穿孔破溃使正气大亏而成危证。

妇人之脉　以血为本　血旺易胎　气肝难孕

注释:妇女的经血以血液为根本,故血旺者容易受孕。如妇女肝气郁结,会使妇女经水不调和,故不易怀孕。

少阴动甚　谓之有子　尺脉滑利　妊娠可喜

注释:少阴经包括心经和肾经,如果心经血液和肾经肾气有所改变动甚,就可能怀孕。如果尺部出现滑脉,就可确定为妊娠。

滑疾不散　胎必三月　但疾不散　五月可别

注释:滑疾滑脉之象,散者微散之意;滑疾不散说明胎儿已经足够三个月了。如果脉象只是滑但不散,故气血供胎更多,说明胎儿已足五个月份了。

左疾为男　右疾为女　女腹如箕　男腹如釜

注释:孕妇左手脉疾滑(疾,滑甚)为孕男胎。孕妇右手脉疾滑为孕女胎。孕女胎儿孕妇之腹稍扁,故如箕。孕男胎儿孕妇之腹稍圆故如釜(釜:锅也)。

欲产之脉　其至离经　水下乃产　未下勿惊

注释:将欲生产的孕妇的脉象大而散,称之为离经。但真正要生之时必须是羊水已下方能生产,如羊水未下是未到时也,勿用着急。

新产之脉　缓滑为吉　实大弦牢　有证则逆

注释:妇女新产之后因气血亏虚,故脉象缓而微滑,是正常之脉象。如出现实大弦牢等脉象是反常之脉象,有可能出现厥逆等症,这与产后受风或恶露不下气血上冲有关。

小儿之脉　七至为平　更察色证　与虎口文

注释:婴幼儿之脉搏动比成人要快一息七至,是正常的平和的脉象,故察病更要察言观色及各种反常证状,更要仔细观察手虎口风气命三关的纹路来确定病情。

奇经八脉　其诊有别　直上直下　浮则为督　牢则为冲　紧则任脉　寸左右弹　阳跷可决　尺左右弹　阴跷可别

注释:奇经八脉者,任脉,督脉,冲脉,带脉,阴跷,阳跷,阴维,阳维。奇经八脉的脉象有别于其它十二经络的脉象,因其终直上直下故浮脉者为督脉之脉象,牢脉则为冲脉之象,紧脉则为任脉之象,左寸右弹阳跷脉象,尺寸左弹,阴跷脉象。

关左右弹　带脉当决

注释:左手关脉,肝脉,弹跳动意思是向右方跳动的幅度偏大属带脉病象。

尺外斜上　至寸阴维

注释:尺脉外斜至寸,阴维脉病之象。

尺内斜上　至寸阳维

注释:尺脉内斜至寸,阳维病之象。

督脉为病　脊强癫痫

注释:督脉之病多为脊柱强直或癫痫病癫狂等症。

任脉为病　七疝瘕坚

注释:任脉之病多为疝病或妇科肌瘤,囊肿之类(疝有七种狐疝,寒疝,水疝,脐疝,癫疝,血疝等说法)。

冲脉为病　逆气里急

注释:冲脉者由气冲穴夹脐而上至胸而止,故冲脉多为哮喘,腹痛,妇科不孕等症。

带主带下　脐痛精失

注释:带脉腰带之意,带脉病以腰部无力,下肢软弱,月经不调,赤白带下,遗精,滑精等症。

阳维寒热　目眩僵仆

注释:阳维脉病时多有恶寒发热几眩晕厥逆之症。

阴维心痛　胸肋刺痛

注释:阴维脉病多心脏病症,如心绞痛,胸痛,胸闷等症状。

阳跷为病　阳缓阴冷

注释:阳跷脉病时多为癫狂,失眠或肌肉痉挛等病症。

阴跷为病　阴缓阳急　癫痫瘛纵　寒热恍惚

注释:阴跷脉病时多癫痫,抽搐,神昏,嗜睡等病症。

八脉脉症　各有所属

注释:奇经八脉之脉症各有不同也各有所属"所属者,各自的范围"。

平人无脉　移于外络　兄位弟乘　阳溪列缺

注释:正常人在寸关尺部切不到脉搏时,可能是反关之脉或飞廉之脉。

病脉既明　吉凶当别　经脉之外　又有真脉

注释:通过脉象诊断出各种病症,判断出吉凶;除各种脉象之外,如果各脏气衰竭时,还有能够真正判断出生死之象;各种脉象称七绝脉或十怪脉,此乃称之为真脏脉。

肝绝之脉　循刀责责

注释:肝经肝气将绝的脉象如循刀刃,又称为偃刀;十怪脉之一。

心绝之脉　转豆躁急

注释:心气将绝出现的脉象摇摇如转豆,称之为转豆脉;十怪脉之一。

脾则雀啄　如屋之漏　如水之流　如杯之覆

注释:脾脏绝就会出现雀啄,屋漏之脉象;七绝脉中的两种。

肺绝如毛　无跟萧索　麻子动摇　浮波之合

注释:肺脉本浮,肺绝之时,其脉更毛如釜沸,属七绝之脉。

肾脉将绝　至如省客　来如弹石　去如解索

注释:肾脉将绝之时脉如弹石,忽如解索,七绝脉,肾气将亡之象。

命脉将绝　虾游鱼翔　至如涌泉　绝在膀胱

注释:命脉将绝之时,脉象会有虾游,鱼翔之脉,七绝脉;此脉的出现膀胱之气也已经绝了。

真脉既形　胃已无气　参察色证,　断之以臆

注释:真脉者绝脉也,绝脉既现胃气及各脏气都将绝无;在通过察言观色以断生死之门。

注释脉学四言举要

医道还真 ◎

小儿神手推捺法

　　余在三十多年前一个偶然的机会遇到一位农村的中医师,他手边有一本手抄本"小儿神手推捺法",据这位老中医介绍治疗小儿的各种疾患疗效很好而且简便易行,尤其是小儿服药困难,用推捺之法治疗手法简单易学;有小儿的家长或父母亲学会之后在家里就可以进行一般性治疗,对发烧,发热及食欲不振等病症都会取得很好的疗效。我看此书之后感觉的确不错就转抄了下来。由于此书是一手抄本没注明作者是谁,所以也就无从查考著作人了。为了让更多人学会着简单的推捺之法,故将此法转印出来供大家参考。

小儿神手推捺法

　　小儿之初生如水面之泡,草头之露,气血未定,易寒,易热,肠胃娇嫩易饱,易饥。为母者调摄不得其宜,必不免吐泻,惊疳之症及其为病,婴儿不能药饵。为彼父母者难,欲治之亦无如何。余今传一神手推捺法,以济救万世之儿女,有心济世者宜勿忽之。

入门审候歌

观形察色辨内由,阴弱阳强发硬柔,
内若受寒双足冷,若知有热肚皮求,
鼻冷便知是痘疹,耳冷应知风热症,
一身皆热是伤寒,上热下冷伤食病。

面部观形察色图

下颌属肾水,耳亦属肾水,冬令水。左腮属肝木,左眼太阳,右眼太阴,眉棱骨上下俱属肝木,春令木。

面上,顶及脸俱属心火,夏令火。鼻准属脾土,唇口两畔上下都属脾土,四季土。

右腮属肺金,人中属肺金,秋令金。

左腮肝青色顺:白色逆,赤主肝惊风,发热,拘急;青色主惊风头腹痛;淡赤色主咳嗽,潮热。

右腮肺白色顺:赤色逆,赤甚主咳嗽,喘息,闷乱;饮水传于肾则小便赤涩或淋闭不通。

额上心赤色顺:黑色逆,青黑主惊风,腹疼,瘛纵,啼哭;微黄主盗汗发干燥,惊疳骨蒸。

鼻脾土黄色顺:青色逆,赤主脾经虚热,不思饮食;深黄主小便闭,两鼻燥,衄血。

颏肾水黑色顺:黄色逆,赤主肾与膀胱有热,小便不通。

面部图说

面赤为风热,面青惊可详,心肝形可见,脉症辨温凉。脾怯黄疳疾(主积),虚寒胱白光(尿白者),若逢生里气,肾败命须亡。

凡看小儿者入手之初先看形色,次验脉纹又诊脉候而后治之。

小儿验其脉纹以其食指寅位第一节为风关,第二节为气关,第三节为命关,此乃小儿三关。纹色入风关者易治;入气关关者渐重,至命关者 难治。人之头部乃六阳所会,面部五行所具五脏所属。

额属心,鼻属脾,左腮肝,右腮肺,承浆属肾。

五色应乎:青肝病,赤心病,白肺病,黄脾病,黑肾病。如五部见青色者,惊积不散,欲发风。赤色见者,痰积壅盛,惊悸不宁。黄色见者,食积伤脾,饮食停。白色见者,肺气虚,滑泄吐痢又喘息。黑色见者,肾气欲绝,将死期。

故五色之中惟黑色最为小儿忌。若小儿头角,天庭,印堂,粉润光泽,气色和平,无病可知。若太阴青色见惊方起。赤色为赤淋。青色中有青筋,由发际直入耳者,不问何病终为不治之症。若小儿眼睛里有青色,肝经风热也。眼睛有黄色,伤寒病之验。口唇宜红润,如干燥者脾经有热也。白色失血,青里绕口及唇黑惊风死症。鼻宜微黄,若黄色太甚乃死症。紫色者尚可治。左脸,右脸俱红色风热。赤色主淋,青色伤寒,黄色湿痰,额上红色,大热生痰;山根隐隐青色,主受惊;四肢冷,双眉紧锁死症。若面法,赤色风疳;黑色水肿;白色失血。若目内赤者心热,导赤散主之;淡色心虚,生脉散主之;青色肝热,泻肝散主之;无精神肾虚,地黄汤主之。分经理治无不愈矣。若齿大皮肤厚者,宜药与推捺并用,小者只推捺可也。

看面法歌:面黄多食积,青色有惊风,白色多成痢,伤风面颊红,渴来唇带赤,热甚眼朦胧,痢疾眉头锁,不皱是伤风,秘诀传千古,观察定吉凶。

看指法歌:五指稍头冷,惊来要分清;若还中指热,必定是伤寒;中指独自冷,痘疹症相通;男左女右手,仔细者分明。

看身法歌:儿身跳热是着惊,热而不跳是伤风,凉而翻眼是水惊。

看色断生死诀:面紫心经绝,五日死。目陷肝经绝,六日死。面黄四肢睡,脾经绝,九日死。面白鼻干燥,肺经绝,三日死。齿如黄色,胃气绝,一日死。面黑耳黄呻吟肾气绝,四日死。口张唇青毛枯,七日死。

危症断诀:眼上赤脉,下贯瞳人,囟门肿起,兼及作坑,目多直视,瞬不转睛,鼻孔燥黑,肚大筋青,指甲黑色,或作鹊声,口张舌出,齿牙啮人,鱼口气急,啼声不出,蛔虫既出,俱是死症。

风气命三关脉纹症病说:小儿诸症先观面部形色,再看虎口脉纹。纹色红者风热或食隔;深红热盛;紫红积热或主伤寒痘疹;赤色青色相半,惊风,积气,积热属急惊风症;紫青色主伤食,气虚,寒烦,伤风,伤水;青色惊风;紫色主热;白色疳症,寒症;黄色脾湿;黑色中恶危症;青而淡紫色主慢惊风。脉纹向内,病虽重而顺;脉纹相外,为逆难治。透甲者名为绝脉。凡三关脉纹在风关者,气关者重,入命关者危;其色紫青者病重,色青黑者不可治。纹乱则病久,纹粗射甲,筋纹生花,筋连大指,纹若流珠,粟米三五点皆死症。

虎口脉纹诀:紫热,红伤寒,纹青风白疳,黄红为安稳,黑色是最难。风关兼气命一指按三关,四五为常至,添为热减寒。浮风惊乳食,沉冷热蒸疳,迟与沉为积,数与浮是痫,壮热增寒者,尤须问疹斑。

辨声法:小儿有五痫,根于五脏,各有所属。心痫声如羊,肝痫声如犬,脾痫声如牛,肺痫声如鸡,肾痫声如猪。

四症八候说:何谓四症?惊,风,痰,热总为惊风。何谓八候?手足伸缩为搐,十指开合为搦,欲相捕捉为掣,四肢寒动为颤,头偏不正身向后仰为返,势若开弓为引,常若嗔怒为窜,露睛不合为视,八候之中惟搐为多,男搐左视无声,右视有声,女搐左右视皆无声。

若寅,卯,辰时发病,目上视,手足摇,口流涎,颈项强,此肝火太旺;手法为多推六腑,推肾经,以地黄丸,泻身肾丸为主。

已,午,未发病,身热神悸,目上视,睛赤,牙关紧,口流涎,手足动,此心火太旺;手法宜多推六腑,推肺经,推肾水,泻心以导赤散主之。

申,酉,戌时发病,气喘目微斜,睡露睛,手足冷,此乃脾伤损;手法宜分阴阳,推脾土,药以益黄散泻青丸。

亥,子,丑时发病,喉中有痰,食不消,睡多不醒,此乃脾病;手法宜分阴阳,推心经,脾土,急用吐法并用益黄散导赤丸;大儿者用药兼推捺,小儿只推捺可。

备筋歌

总门八字好非常,筋透三关命必亡;
乍入初关易进退,相侵次第有何妨;

筋连大指是阴症，筋者生花是不祥；

筋赤定为饮食隔，筋青必是水风伤；

筋生关外病难愈，筋带悬针痢泄忙；

二十四惊须早治，欲医急病灸灯良；

鱼口鸦声并气喘，犬吠人骇自惊张；

病急可将灯火灸，轻时只用手推良；

天仙留下真方法，后学精专第一强。

小儿三关脉歌

二岁三岁看虎口，更加中指按高骨，

浮即生风数即惊，紧是痫癫风热苦，

沉细腹痛缓是虚，泻痢皆因此脉知，

微是有积兼虫甚，迟涩原来胃脘虚，

四岁脉不在指端，三关一指高骨看，

五岁六岁寻三郎，虚实全凭仔细参，

七八稍移指少许；九十次第分位取，

十一十二也同看，十四十五三指处，

小儿有病脉不多，先看浮沉迟与数，

后分阴阳共寒热，更看面部色如何，

青惊白泻看面堂，赤主痰热里难当，

黄是脾经疳作热，医人审度用良方。

纹色验症歌

指脉染青卧不定，微青腹痛便多青，

青兼黑色盘肠吊，发搐抽牵不暂停，

小儿指纹深红色，发搐惊热自强直，

微红下痢腹中痛，吐泻脾虚不多食，

指二纹生紫色深，惊时哭泣又呻吟，

微见紫色肠中痛,吐泻纹弯生恶心,
红纹曲右见伤寒,向左伤风仔细看,
误作惊风加火灸,虽有扁鹊亦艰难,
青紫白赤里外弯,此证须知冷热疳,
更有伤寒钩左右,若作惊症灸更难。

辨脏腑症治法要诀

心经有热午痴迷,天河水过入洪池,
肝经有病眼多闭,推动脾土病即愈,
脾经有病食不进,须补脾土效如神,
胃经有病食不消,脾土大肠八卦调,
肺经有风咳嗽多,可把肺经久按摩,
肾经有病小便涩,推动肾水必救活,
大肠有病泄泻多,可把大肠用心搓,
小肠有病气求攻,横纹板门精宁通,
命门有病元气衰,脾土大肠八卦举,
三焦有病生寒热,天河六腑神仙诀,
膀胱有病作淋疴,肾水八卦运天河,
胆经有病口作苦,只用妙法推脾土,
五脏六腑各有推,千金秘诀传今古。

治男女诸症法

口中弄舌乃心经有热,治法:退六腑,水里捞明月,清天河水为主,治心火。

四肢冷弱脾虚,治法:推三关,补脾土,四横纹为主,补脾虚。

头向上运八卦补脾土,眼翻白,推三关,掐五指节为主。

口渴是气虚火盛,清天河水为主,肚响是气虚,分阴阳,推脾土为主。

口吐白涎有痰,胃寒,宜补脾土,推肺经为主,急用吐法,后推脾土。

四肢掣跳寒热不均属风,宜掏五指节,分阴阳为主。

眼不开气血虚,宜推肾水为主。

遍身潮热,乳食所伤,推脾土,推肾水为主。

如哑子不能言,痰迷心窍,推肺经,急用吐法。

眼翻白偏左右为风,捺二人上马穴,掏小天心为主。

眼白与眼翻有异,推肾水运八卦为主。

头偏左右是风,分阴阳,掏五指节,面虚白,唇红,补脾土,补肾水。

气吼虚热,补脾土,推肾水为主。口唇白气血虚,补脾土为主。

肚胀气血虚弱,补脾土,分阴阳为主。

青筋裹肚有风,补脾土,掏五指节为主。吐乳有寒,分阴阳,补脾土为主。

饮食俱进,人事瘦弱,有火盛,退六腑,清天河为主。

眼向上为风,分阴阳,推肾水,运水入土为主。哭声嚷叫,推心经,分阴阳为主。

鼻流水清,宜补肺,推肺经为主。四肢向后,推脾土肺经,摆尾为主。

眼黄有痰,清肺经,推脾土为主。大小便少,退六腑,清肾水为主。

口歪有风,推肺经,掏五指节为主。掏不知痛是风麻,推脾土,掏五指节。

到晚昏迷,肺虚,推肺经为主。咬牙,推肾水,分阴阳为主。

哭声不出,风气血弱,清心经,推肺经,分阴阳,掏威灵穴,掏四横纹为主。

脸青是风,推肺经,推三关为主。遍身掣是风,掏五指,补脾土,凤凰单展翅。

推心经,退六腑。身寒掣,推三关,揉涌泉穴为主。

大叫一声死,推三关,捺总位穴,清天河,捞明月。干呕,掏精宁穴为主。

临晚啼哭,心经有热,清天河水。肚痛,掐一窝蜂穴,亦须按肚角穴。

鼻流鲜血,五心热,退六腑,清天河,捞明月,清火为主。

以上治法虽各有主,然各经君臣佐使之义俱要堆之,为主者偏多为妙,此乃有益无损之道也。其中夜啼哭一条有四种,口中弄舌,有重舌,心脾有热也;木舌心脾经积热也,口疮心脾积热上炎也;涎外流吉,内流凶。口疮固是热症,而白色是脾寒。

口部:舌底有疮名为蛤蟆疮,紫红枣大而圆,乃心经热甚;用乌梅一个尖者佳,烧灰存性,枯矾等分为,吹患处即愈。

头面疮疖,心脾热甚,宜凉之;清天河,退六腑,清心脾为主。

囟高起,因饥饱不节或寒或热,伤于脏腑,疹后热结气吼或口内生疮。宜先饮童便,分阴阳,推三关,推六腑,天门入虎口,补脾,推肺,推肾,捞明月,清天河。

口常流涎,乃脾冷不能治水,宜补脾土为主。语迟清心经,掐五指节。

面黄如睡,腹内无病,是气血不和,分阴阳,掐四横纹。

手法捷要歌

人间发汗如何说,只在三关用手诀,

再掐心经与牢宫,热汗立至何愁雪,

不然重掐二扇门,大汗如雨便休歇,

若治痢疾并水泻,重推大肠经一节,

侧推虎口见功夫,再推阴阳分寒热,

若问男女咳嗽诀,多推肺经是法则,

八卦离起至乾宫,中间宜乎轻些些,

凡运八卦开胸膈,四横纹掐和气血,

五脏六腑气候闭,运动五经开其塞,

饮食不近儿着赫，推动脾土就吃喝，

饮食若进人是疫，曲指补脾何须怯，

若还小便热赤涩，小横纹与肾水节，

往上推而为之清，往下推而补诀，

要看小儿风水赫，多推五指经一节，

大便闭塞久不通，盖因六腑有积热，

小横肚角要施工，更掏肾水下一节，

口出鼻气心经热，只要天河水清却，

上入洪池下入掌，万病之中都能确，

若是遍身不退热，外牢宫上多揉些，

不问大热与小炎，更有水里捞明月，

天门虎口斗时诀，重揉顺气又生血，

黄蜂入洞医阴症，冷气冷痰俱治得，

阳池头痛须止得，一窝蜂掏肚腹终，

威灵总位救暴亡，精宁穴治打逆膈，

男女眼若往上膛，重重多揉小心穴，

二人上马补肾经，即时下来就醒些，

望上须当掏下牢，视下有宜掏下牢，

斜左掏右即时转，斜右掏左转即时，

男左三关推发热，推下六腑冷如铁，

女右三关推下凉，推下六腑又生热，

病症虚实在眼功，面部详观声于色，

寒者温之热者清，虚者补之实者泻，

仙人传下救孩童，后学殷勤当切切。

古谓哑者治法难，惟有望闻病问策。余今较订无差讹，问道手法细分别。画图字解用心详，参究其中真实说。

非我多言苦叮咛，总欲精详保婴血。更述一篇于未简，愿人熟读为口诀。诸人留意免哭儿,医士用心有阴德。

又论小儿诸病日久渐瘦,虚热或眼皮不启,嗽而不出,欲愈不愈者,多因脏腑枯涩,脾气不润,急宜肉食荤汤滋味,以滋润脾胃,儿大者会食之,小儿与乳母食之,但要逐渐递增,勿令过伤。

增补消病法

凡小儿诸病令其父母抱之,用掌心贴儿脐下小腹,往上轻轻托抱之,再令一人抱其头,左右旋转摇动,各数至十,则气血通畅,脏腑调和,百病消散。又法与儿睡时,以手按其小腹揉摩瘀积,功久自散,此法屡试奏效,大人小儿去病如神。

诸症候推捺疗法

胎惊:小儿落地或软或硬,不睁眼,不作声,此感胎毒。每次分阴阳五七使,推三关五七十,推脾土五七十,右用热水推;如再不醒用灯水灸脑项风池并二涌泉穴。

脐风惊:换衣当风,襁褓受湿皆能伤脐。如肿实者脐风至也,急服抱龙丸,定心丸;不愈服全蝎散,人宝丹。出生一二日舌硬,托乳头摇,眼闭哭不出声,口吐白沫,左右牙龈上下及口上腭,俱觉有硬梗带盛白色或如鸡鱼脆骨样或白点如粟米大小;出生见有此症急宜速治,然此症初起人多不知;至一二日间留心治之可愈,此症乃风也。三日内外可愈,四日费手,越五日断不可治。治法:分阴阳,五七十,推三关五七十,退六腑五七十,运八卦五十,推肺经五十,用姜葱汤推之。又法:重者天心穴,脐上两大指面稍各灸一壮。

蛇丝惊:寒热往来,口常吐舌,乃因心惊,心热。治法:清天河,推六腑,捞明月为主。四肢冷,推三关,补脾土,四横纹为主。如有热可分阴阳三百,推三关三百,退六腑三百,清天河水上下各二百,运八卦一百,捞明月五十。

马蹄惊:四肢乱舞,因感风被吓。治法:以取汗祛风,宜运八卦,补脾土为主。分阴阳百五十,推三关二百,退六腑二百,推脾土百五十,运八卦五十,掐四横纹五十,清天河百,揉两太阳穴五十,掐五指节五次,摇头二十,掐二人上马穴五十。

水泄惊:此寒症,水泄以推大肠为主,又以天门入虎口,运土入水,腹响补脾土为主,又以分阴阳为主,遍身软补脾土,推肾水为主。眼翻白,推三关,掐五指节,寒热不均,分阴阳为主,伤乳食补脾土为主。水泄有二:多白色为寒,赤黄红黑色为热,治法亦异。腹响身软眼翻白,口作渴,因乳食所伤。寒热不调此寒症也,故宜热治。口渴不甚为虚热,清天河水为主,大肠脾土为主;每次分阴阳二百,但须阳分一百二十,阴分八十,推三关二百,推六腑一百,推大肠二百,补脾土百二十,板门向横纹五十,运土入水五十,摩脐并腰眼,龟尾各一百。此又作热治疑寒症,未必口渴,殊不知泄甚口渴。医者用右手掌轻於腰脐,龟尾摩荡,左右旋转各五十,宜男左女右,旋多些四六分用;推委中并后承山各五七十,右用姜水推之。附药方:将大蒜一枚捣烂隔低敷脐眼,大儿敷一小时,小儿敷半小时,并忌乳食二小时。此治寒法。凡小儿受惊,受寒,乳食不进,吐乳食皆宜;推肺经为主,并以分阴阳运水入土补脾土,手法以分阴阳二百,推三关二百,退六腑一百,推肺经一百,运八卦五十。清天河水一百,运水如土五十,推肾水五十,抖肘五十,掐五指节五次,掐二人上马穴五次并在推勿另即食。

潮热惊:潮热因伤食,推脾土,推肾水,捞明月,退六腑,揉外劳宫为主;口渴为虚,清天河水为主;气吼虚热,补脾土,推肾水为主;昏迷推肺经;感风寒宜用汗法吐法。先伤乳食后感风寒,脏腑有热;清天河水一百,捞明月为主;分阴阳,阴分百二十,阳分八十,推三关一百,退六腑二百,捞明月五十,掐五指节五次,运八卦五十,揉外劳宫一百。口疮多清天河,退六腑各二百。

腹胀惊:若气血虚弱,补脾土分阴阳;腹胀重运八卦为主;气喘退肺经为主;眼翻白推三关,掏五指节;泄症推大肠,伤食推脾土。手法宜天门口五十,推三关一百,退六腑三十,推大肠二百,推肺经一百,推脾土二百,推肾水一百,板门入横纹五十,运土入水五十,揉小天心五十,掏四横纹五十,掏五指节五次,运八卦三十,此乃治寒之法。

夜啼惊:小儿啼症有四须,辨明方可用功,客忤腰曲曰寒,曰热或客感冷气或心燥而啼者。客感冷气而啼者面色青白,口中冷气,腹冷而寒,此为寒症,治法宜温。心燥而啼者面色赤红,小便赤,口中气热,啼时有热汗,唇色红,心经热也,治法宜清。重舌而啼者,脾经有热,治法宜清。寒者宜多推三关,少退六腑,宜多补脾土,运八卦为主。热者宜多退六腑,清天河,捞明月,分阴阳,阴分为多,阳分为少。伤食者多推脾土,运八卦以开脾胃,多推三关。夜啼者心经有热,以清天河为主,继以捞明月。手法为主者二百次为宜,佐使者相须相配的量而行。急惊风多属热症,宜凉,宜泻;重症急分阴阳三百,推三关二百,退六腑二百,补脾土一百,清心经五十,清天河二百。慢惊风多属虚冷症,多以推脾土,掏五指节,揉小天心为主。治法宜缓不可太急,宜天门入虎口五十,分阴阳三百,推三关二百,退六腑二百,推肺经二百,运八卦五十,推肾水二百,揉小天心半小时,掏四横纹五十。

火眼:此症乃肝经热症,法宜清热补肾水。手法:退六腑一百,清天河五十,运八卦五十,推肾水一百。

气肿:此症乃肝郁气滞,脾虚而成,治法宜疏肝理气健脾为主。手法:分阴阳一百,推三关,退六腑二百,推脾土三百,运水入土一百,天门入虎口五十。

水肿:此症乃肝脾两虚,肾水不化而成。治法宜利水理气,舒肝开郁。手法:分阴阳二百,推三关一百,退六腑二百,推肾水三五百,运土入水一百。

黄疸:此症乃肝经郁热,湿热所引起。治法宜清肝退热为主兼除湿。手法:分阴阳二百,推三关一百,退六腑一百,推肾水一百,推脾土五百,运土入水一百。

痰迷心窍:此症乃火热所致,治法宜开胸化痰,引火下行。手法:分阴阳一百,推三关一百,退六腑一百,推肺经一百,清心经一百,推四横纹五十,运八卦五十,揉外劳宫五十,天门入虎口五十,掐五指节十次。

走马牙疳:此症乃口舌生疮,多为虚症,食积而成,治法宜清食,健脾,清热。手法:分阴阳二百,推三关一百,退六腑二百,清天河二百,捞明月五十。

痢疾:分红痢,白痢。小儿红痢为热,白痢为寒,红白相兼为寒热不均。手法:红痢,分阴阳二百,阳多阴少,推三关八十,退六腑二百,推大肠三百,运水入土一百,清天河二百。白痢,天门入虎口五十,分阴阳二百,阴多阳少,推三关二百,退六腑八十,推脾土一百,推大肠二百,运水入土一百。赤白痢:平补平泻的手法。禁口痢:此症乃痢疾虚症,法宜多推脾土。

疳积黄疸:此症乃食乳蓄积引起肝郁脾虚之症,治法宜健脾除湿,舒肝解郁。手法:分阴阳二百,退六腑一百,补脾土三百,推肾水一百,揉脐一百。

初生小儿诊看法

初生小儿手捻其头摸其颈者不作声为无病;手指探其口发声从容,哑指者病轻;发声不哑指者,其色赤红兼紫者落地受寒甚也,其病重;须辨其虚实而治之。凡小儿生下者先听其声,次观其色;声音响亮,发粗而长者生;声细或无声,发散而焦者夭。

小儿汗下法

凡小儿无别症不外风,寒,水,湿,伤乳,伤食之疾。风寒者汗之,伤食者下之。手法:汗法,心经,内牢宫,小天心,二人上马,二扇门,五指节,俞穴,涌泉穴。止汗法:推曲指脾土卅,天门入虎口五十,分阴阳八十,推三关,退六腑各八十,清天河八十。推三关,退六腑手法男左女右推上三关为热,退下六腑为凉。分阴阳,推三关,退六腑学说:凡男女有疾俱由阴阳失调,寒热不均所致,故医者当分阴阳,次三关,后六腑。如寒多,阴症,则宜热之;多分阳边,多推三关。如热多,阳症,则宜凉之;多分阴边,多退六腑。如寒热相济,则要平分平推,补泻相济。

推捺次序要诀

凡推捺之法俱有次序,一切病症须当察其虚实寒热,次於手上分其阴阳,再推其三关,后退其六腑。如饮食先脾土;若泻泄先大肠;伤风先肺经,然后再及八卦,横纹,板门,天河之类;主穴应多推,数百为好。

看小儿无病歌

孩儿常体貌,情态自殊然;鼻内干无涕,喉中无响涎;发如青黛染,唇若点朱鲜;脸芳花映竹,颊绽水浮莲;喜引方欢笑,非时手不掀;似哭不多哭,虽眠不久眠;意如波浪静,性若镜中天;此等俱安吉,何愁病疾缠。

变蒸说

变蒸者小儿生长变化也,变者生五脏之精气,蒸者养六腑之谷气,变蒸时小儿多变化如病,宜慎重。

阳掌诀法

汗法:一擦心经,二揉牢宫推三关,再掐二扇门。

泻痢:以大指侧推食指入虎口。血热:天门虎口重掐。

补法:推脾土,屈指为补,直指为泻;瘦弱神废宜补,饮食不消,腹胀不食,宜用泻法。从指稍推至指根为补,从指根推指稍为清。

清法:推肺经,揉掐离乾,自离上起,乾上止,当中轻两头重,咳嗽多痰,昏迷,呕吐,宜用之。

诸热:清之用水里捞月,推肾水,推小横纹,治肾水短少,有热;推肾水,推小横纹,退六腑,大小便闭结。

清法:揉掐总位穴,清天河,口舌生疮,遍身潮热,夜啼。

分阴阳:风寒水湿皆可用。

运八卦:开胸,腹胀,呕吐,饮食不进,气喘,打噎皆可用。

运水入土:水盛土枯,五谷不化痢疾。

运土入水:肝木旺,水谷不分,水火未济。

揉掐小天心:眼翻白,偏左右,肾水闭结。

掐大指面:迷乱昏闷,气吼作呕。

板门入横纹:止泄外吐。

横纹入板门:止吐要泄。

阴掌要诀法

二扇门:两揉掐平中指为界,发汗宜用。

掐揉二人上马:清补肾水,腹痛。自掌后推至指根为清,自指根推至掌后为补,肾宜补,不宜泻。

揉掐外牢宫:遍身潮热,肚起青筋,虚症疳症。

揉掐一窝蜂:肚疼,眼翻,一哭一死用。

揉掐五指节:伤风被惊,四肢抽搐,面青色用。

揉掐威灵穴:休克,中风,抽搐用。

医人手拿小儿曲尺,捺总位穴摇摆,向胸为补,顺气开胸手法:(1)天门入虎口:用大拇指自病者命关推起至虎口,又将大指钻掐虎口或从大指稍推入虎口。(2)水里捞明月:凡诸热症,以水置病者手心,术者用食指杆,从内牢宫左旋;如撮物状口吹气,随指而转,数回推上天河水,前法行数次,退热良方。女用右旋打马过天河,中指午位属马,术者用中指弹病者中指甲十余次,随南上天河水,摇拉数次,随用食中二指从天河水穴密密一路打至手弯止,数次。(3)黄蜂入洞:属火术者两手大指跪入两耳数十次,能通气。(4)赤风摇头:术者用右手大指,食指,捻病者大指头摇摆;向胸为补,向外为泄。(5)抖肘法:术者一手病者曲尺,一手捻总心经,摇摆向胸为补,向外为泄。(6)凤凰单展翅:术者左手大指拿病人大指屈压内牢宫,食指拿外牢宫;右手大指跪向外一窝蜂,中食二指捻住外一窝蜂;左右摆动"去风症"。(7)双龙摆尾:术者屈按病人中无名二指,拿住病人食小二指,摇动之"去风症"(8)飞经走穴法:术者用大指于病人总位上站住,然后竟食、中、名三指,彼此相递向前至病人曲尺穴止;如此数次,此传送法。(9)猿猴摘果法:术者将病两手用手牵扯,时伸时缩,如猴之摘果。以上四法平常俱不可用,只有风症,重症时用之。

推捻详解

凡小儿自始生至十二三岁筋骨血气俱未成,脉息尚弱;如有病或内伤或外感,必导致心神不安,用药困难,唯推捻疗法不药而愈。乃天地间神手迁掌至便至妙。要在三关用手诀:三关者男左女右,食指三节,横纹,风,气,命三关;竖纹或青,或红,或紫,或白,或黑,或黄;无病则无纹;如纹在风关轻,气关重,至命关则为通关射甲危症也。

侧推虎口见工夫:虎口穴在大指与食指背交互纹处;手法以自己手托住病者左手,拿住大指,以术者右手大指将病者虎口穴推之三五十,乃谓侧推虎口见功夫。推捻揉捏俱用七八十数,凡掐则二三十亦可。再把阴阳分寒热:凡儿有病非寒则热,寒热不分则病;术者以两手拿住男左手,女右手以己之两大指在病者掌根处,中间向阴阳两穴间抹之,谓之分阴阳(向大指侧为阳)。运八卦开胸膈:凡儿之病多因食痰,风寒,湿热,胸膈不清,运卦胸膈开豁,运卦手法,自离推向乾去。男左三关推上热:此三关乃寸,关,尺三关,推法自掌尽处向曲池推上;如病者受凉着寒,以此治之。退下六腑凉如铁:六腑乃小指尽处与三关相对处,推法自曲池推至掌根,为退下六腑为凉;如发热或腹内热结,则如法推之。运动五经开其塞,数揉五经塞自开;五经穴小指掌边,自离推向乾;运八卦时应按住中指离宫,以免推动心火而却自离至乾要轻些;中间宜手轻轻拽:中间乃八卦中间,自离至乾为中间,至坤兑乾轻轻些。痰壅气喘神不清:四横纹上和气血,四横纹在小指掌边重掐之则气血和。饮食不进人中黑:人中属脾,饮食不进是脾虚,则人中黑。推动脾土就吃得:脾穴大指肚上,重推揉之饮食则进之。饮食减少人瘦弱,该补脾土是良策;大指属脾曲指为补,数曲二三十曲乃补脾土也。

若知儿女咳嗽病,须识肺经明白说;肺经无名指上节,重揉止咳嗽亦疳;再运八卦四横纹,总筋穴至曲池窝;

若是痢疾并水泄,只掐大肠经一节,食指上节重揉搓;黄蜂入洞医阴症,冷气冷痰皆用得;总筋至曲分三节,

大指中指紧紧捏,相互递莫失误,周而复始阴症和。

病儿眼翻多属风,重掐小天心一穴;内牢宫旁乾宫近,莫与牢宫相参着;二人上马补肾经,穴在名小二指侧;

斜左掐右即时转,望上掐下即时平;随后在掐小天心,上下左右如上策。

阳池穴上止头痛,窝蜂穴中肚疼歇;掌背尽处上三指,阳池推上三五十。窝蜂手背横纹对,腹疼重揉几十折。

威灵穴治休克症,精宁穴治喘递呕,威灵穴即合谷处,精宁穴则名小间;如若遍身不退热,只用水底捞明月;

病儿手心水一点,由离起始推圆圈;不问大热与大潮,只要天河水清澈,天河水穴重重推,天河水清莫迷惑;

蒸蒸发热无汗者,外牢宫上宜揉搓;再掐天心须多次,大汗立至何愁雪;不然重掐二扇门,猛如霖雨无休歇;

总筋穴在掌尽处,向上一指不能误;上至曲池臂中节;天河虎口抖肘穴,万病之中皆去得,重揉顺气生精血;

此乃推捺真妙诀。

小儿推拿按摩穴位图(正面)

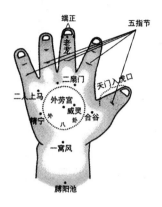

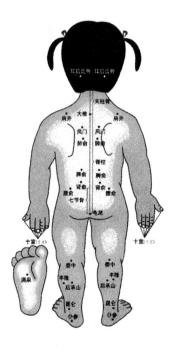

小儿神手推捺法

医
道
还
真
◎

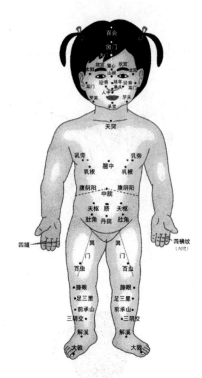

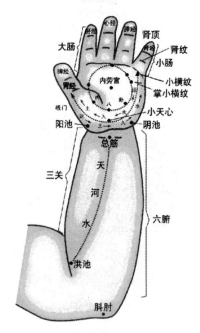

常见病简易方剂选

中医学博大精深,在治疗各种常见病多发病中有很多单方,验方。虽然很简单,但确是很有效很不错的方药,尤其是一些农村地区的广大患者,很多药材可以就地取材又方便又经济。所以为了方便广大的人民群众的需要,故摘选了一些简易方剂供大家参考使用。

一、感冒

感冒是一种外受风寒或风热而得一种常见病,一般分为风寒型,风热型和挟湿型几种类型。由于季节的变化及环境因素,个体的素质等多方面原因,所以其表现出的症状也不一致;治疗也必须要根据症状进行辨症施治。

流行性感冒是属于天行时疫的范畴,此类感冒发病快,传播快,发病人群集中,时间性和地域性很强,是一种比较严重的流行性疾病,对于这种类型的病症首先是加强预防,提高机体素质,搞好防御工作。

1. 风寒型。由于身体素质偏弱,感受时令风寒的侵袭,使风寒之气入侵人的肌肤之内,造成发热,恶寒,肌肉,关节酸痛,头痛而无汗,鼻流清涕,咳嗽等证候;脉象多见浮,故而紧。此类为风寒感冒,治疗多应以辛温解表为主。

【第一方】主治:风寒感冒,头疼发热,怕冷无汗,脉浮紧。

处方:淡豆豉 10g 连须大葱五根 生姜五片

用法:水煎趁热服下,盖被发汗,汗出自愈。

【第二方】主治:风寒感冒。

处方:生姜五片 冰糖 30g

用法:水煎趁热服下。

【第三方】主治:风寒感冒。

处方:麻黄 10g 绿豆 15g

用法:水煎热服,盖被发汗。(注意心脏不好者忌服)

2.风热型。由于外界风湿温热入侵,使人体内湿热内温,故令人发热多汗,咽痛,身重等症状。由于风热多易挟湿,故有挟湿型;导致人体身重乏力,食欲不振,恶心呕吐等症状。

【第四方】主治:风热感冒,头疼,无汗,发热,重热寒轻,口干尿黄,脉浮数。

处方:霜桑叶 10g 西河柳 10g 生姜 3 片

用法:水煎热服,盖被微汗。

【第五方】主治:风热感冒,口干咳嗽。

处方:冬梨一个 生姜两片 童便一小杯

用法:捣梨取汁,加入童便,再加水一杯,同姜煎服。

【第六方】主治:风热感冒,发热头痛,出汗口渴。

处方:葛根 10g 生石膏 15g 生姜三片

用法:水煎分二次温服。

【第七方】主治:风热感冒挟暑者,发热头痛,胸闷,四肢酸重,腹泻。

处方:香薷 10g 厚朴 10g 白扁豆 15g

用法:水煎分二次温服。

【第八方】主治:因感冒引发急慢性鼻炎,鼻寒,流涕,头痛等症状。

处方:苍耳子 10g 鹅不食草 10g 辛夷花 10g 薄荷 6g 白芷 6g 菊花 10g 双花 10g

用法:水煎,分二次温服。

【第九方】主治:预防流感。

处方:贯众 30g 薄荷 10g

用法:贯众先煎 20 分钟后下薄荷,再煎 5 - 10 分钟,分二
次温服。

【第十方】主治:用梅花针刺脊柱两侧,每日 1 - 2 次,对治疗和预
防流感效果显著。

【第十一方】来源于日本

主治:流行性感冒。

处方:荆芥 6g 薄荷 4g 川芎 3g 羌活 3g 甘草 2g 白芷 3g
防风 3g 细辛 2g

用法:共为粗末,水泡代茶,每日一剂。

【第十二方】源于日本

主治:流行性感冒。

处方:独活 6g 麻黄 2g 防风 3g 细辛 1g 川芎 1g 菊花 3g
枳壳 3g 蔓荆子 3g 前胡 3g 茯苓 3g 黄芩 3g 生石
膏 10g 甘草 2g

用法:水煎,分服,日一剂。

二、咳嗽

咳嗽是常见的症状,是许多疾病都可以引发。凡是以咳嗽为主的
病症都属于咳嗽一症的范畴。一般分为两大类型内伤和外感,内伤为
虚,外感为实。此节只对外感风寒咳嗽及风热咳嗽和内伤引起的阴虚,
虚火上炎咳嗽等;其它类型的咳嗽如肺结核等,不在本节讨论之中。

(一)风寒咳嗽

多由风寒袭肺引起,咳嗽吐白痰多有头疼,鼻塞等症状。

【第一方】主治:风寒咳嗽

处方:桔梗 10g 百部 10g 紫苑 10g 白前 10g 杏仁 10g 麻

黄 10g 冬花 10g 陈皮 10g 甘草 10g

用法:水煎,分二次温服,日一剂。

【第二方】主治:风寒咳嗽痰多。

处方:杏仁 12g 紫苏 10g 陈皮 10g 半夏 10g 茯苓 10g 甘

草 6g

用法:水煎,二次分服。

【第三方】主治:风寒咳嗽。

处方:麻黄 6g 苏子 10g 杏仁 10g 桑白皮 10g 赤茯苓 10g

桔红 6g 甘草 3g 生姜三片

用法:水煎二次分服。

【第四方】主治:风寒咳嗽。

处方:通宣理肺丸

用法:市售成药,每次一丸,一日二一三丸。

(二)风热咳嗽

多由风热感冒引起,一般症状有咳嗽吐黄痰,咽干,咽痛,口渴等证
候。

【第一方】主治:风热咳嗽。

处方:桑叶 10g 菊花 10g 杏仁 10g 连翘 10g 桔梗 10g 芦

根 15g 薄荷 6g 甘草 3g

用法:水煎分二次服,日一剂。

【第二方】主治:风热咳嗽。

处方:生姜汁 莱菔汁各一小杯,梨汁三小杯

用法:三汁合匀加白糖适量,分二次,温开水冲服,每日

一剂。

【第三方】主治:风热咳嗽。

处方:北沙参 15g 麦冬 12g 桑白皮 10g 地骨皮 10g 橘红
　　6g 桔梗 10g 前胡 6g 甘草 6g

用法:水煎,分二次温服,日一剂。

【第四方】源于日本

主治:咳嗽。

处方:白前 3g 薄荷 3g 贝母 3g 桔梗 3g 桑白皮 3g 杏仁 3g
　　前胡 2g 苏子 2g 陈皮 2g

用法:一日一剂,煎服。

【第五方】古方

主治:咳嗽。

处方:麻黄 6g 杏仁 6g 石膏 15g 甘草 3g

用法:水煎二次分服,日一剂。

(三)虚火咳嗽

虚火咳嗽的病人身体素弱,经常咳嗽,干咳无痰或少痰,咽喉干燥,口渴舌红,脉细数。

【第一方】主治:虚火咳嗽。

处方:生地 15g 玄参 20g 贝母 6g 白芍 10g 麦冬 15g 百合
　　15g 杏仁 12g 冬花 10g 橘红 10g 甘草 6g

用法:水煎二次分服。

【第二方】主治:虚火咳嗽。

处方:北沙参 15g 川贝母 3g 百合 15g

用法:水煎分二次温服。

【第三方】主治:虚火咳嗽。

处方:杏仁 10g 冰糖 10g

用法:将杏仁打碎加入冰糖,水煎饭后服,日一剂。

【第四方】主治:虚火咳嗽。

处方:大梨一个 蜂蜜 60g

用法:把梨挖个洞去核,装入蜂蜜,盖严蒸熟,睡前服。

【第五方】主治:干咳无痰,早轻晚重。

处方:芝麻 120g 冰糖 30g

用法:和在一起捣烂,每次开水冲服 15g - 30g,一日二
次。

【第六方】主治:久咳不愈,声音嘶哑或失音。

处方:猪板油 60g 生蜂蜜 60g

用法:将猪板油熔化去渣入蜜熔化至沸,盛入瓷器内,每
日开水冲服一勺。冬天服量加倍,夏天减少。

【第七方】用梅花针刺后颈部,骶部,胸椎 1 - 8 节,手法中度,刺激
每日一次;治疗慢性咳嗽,疗效很好。

【第八方】源于日本

主治:慢性咳嗽。

处方:车前草 10g 甘草 5g

用法:水煎服二次分服,日一剂。

【第九方】源于日本

主治:干咳无痰。

处方:白屈菜 10g

用法:水煎服,二次分服,日一剂。

三、哮喘

哮喘者,胸部发闷呼吸困难有窒息感,发作时张口抬肩,不能平卧,
带有哮鸣音,时轻时重,往往多年不愈长期发作,使病人身体逐渐虚弱,
失去劳动能力。本节哮喘主要指"支气管哮喘"而言,至于心脏疾患引
起的心慌气短,呼吸喘促,不在本节范围。临床须辨别清楚,不可混为

一谈。

【第一方】主治:哮喘、痰多口渴。

　　处方:白果十三枚 麻黄6g 冬花10g 半夏10g 桑白皮10g

　　　　苏子10g 杏仁10g 黄芩10g 甘草6g

　　用法:水煎分二次温服,日一剂。

【第二方】主治:汗出而喘,发热不高。

　　处方:麻黄10g 杏仁12g 生石膏30g 甘草6g

　　用法:水煎分二次服,日一剂。

【第三方】主治:哮喘受凉发作,发热怕冷,无汗。

　　处方:麻黄10g 桂枝10g 白芍10g 干姜10g 细辛6g 五味

　　　　子6g 半夏10g 甘草5g 生石膏30g

　　用法:水煎分三次温服,日一剂。

【第四方】主治:哮喘。

　　处方:地龙15g 葶苈子10g

　　用法:共研细末每服3g,一日三次,开水送服。

【第五方】主治:支气管哮喘受凉后发作。

　　处方:麻黄30g 豆腐120g 杏仁15g

　　用法:共煮一小时去药渣,吃豆腐喝汤,分二次服完,日

　　　　服一次(注:此方麻黄量较大,心脏不好者应注意

　　　　服用)。

【第六方】主治:老年气喘,胸闷,吐痰不利。

　　处方:白芥子10g 莱菔子10g 苏子10g

　　用法:水煎分二次温服。

【第七方】主治:哮喘受凉加重。

　　处方:白芥子3g 胡椒2g 细辛1g

　　用法:共研细末,生姜汁润敷肺俞穴(在第三胸椎下旁开

　　　　半寸)。

【第八方】主治:哮喘,口干,痰少,有虚热的。

　　处方:桃南瓜(俗名金瓜、吊瓜、看瓜)一个(约一斤重)

　　　　冰糖 30g 蜂蜜 30g

　　用法:先在南瓜顶上挖一个孔,挖出少量瓜瓤,将糖,蜜
　　　　放入盖住,放在碗内,用砂锅蒸一小时取出(不能
　　　　用铁锅)一天吃一次,连吃五天至七天(每次一个
　　　　瓜)。

【第九方】主治:哮喘屡发不愈,身体虚弱。

　　处方:核桃仁 60g 补骨脂 10g

　　用法:水煎分二次温服,一天一剂。

【第十方】主治:哮喘屡发不愈,身体虚弱,腰酸腿软,面目浮肿。

　　处方:金匮肾气丸

　　用法:早晚各一丸。

【第十一方】主治:哮喘。

　　处方:新鲜羊胆汁 120g 蜂蜜 120g

　　用法:二味调好放入碗中,再放入锅内蒸两小时取出,
　　　　每天早晚各服一汤勺。

【第十二方】主治:哮喘久治不愈。

　　处方:山羊粪烧焦存性

　　用法:研末每服 3g,一日二次。

【第十三方】主治:哮喘久治不愈。

　　处方:石龙子七条(田野跑的和壁虎相似,只用田里的
　　　　不用屋内的)剥皮,去头足。

　　用法:用食用油(植物油)炸黄一次食之。

【第十四方】主治:哮喘久而不愈,身体虚衰,亦治肺结核。

　　处方:五味子 120g 鸡蛋 7 个

　　用法:先将五味子煮烂,连药带汤倒入罐内。

【第十五方】主治:支气管哮喘。

处方:淡豆豉 30g 枯矾 10g 白砒霜 3g 大枣 12 枚

用法:前三药共研细末,大枣煮熟取肉,和药丸如绿豆大。成人每次服四至五粒;小儿按年龄大小每次服一至三粒,一日两次,饭后用凉白开水送下。注意:忌热食热饮,服药后如发现角膜轻度充血或头晕应暂停服药。

【第十六方】主治:支气管喘息,气喘不断发作,冬季尤甚,经久不愈,发作时咳嗽,吐痰,气喘不能入睡,昼轻夜重,说话气短。

处方:防风 10g 荆芥 10g 黄芩 10g 麻黄 6g 桂枝 6g 白芷 6g 当归 10g 川芎 10g 白芍 10g 连翘 6g 栀子 6g 胡连 6g 滑石 6g 薄荷 6g 元明粉 10g 大黄 6g 生姜 5 片

用法:水煎二次合并,早午晚三次分服。(注意:服药期间忌烟酒辛辣)

四、肺结核

肺结核是一种慢性传染病,俗称"肺痨"中医称为"痨"主要症状有咳嗽,胸痛,重则咳血,咯血,午后潮热,夜间盗汗,全身乏力,精神萎靡不振,消化不良,身体逐渐消瘦,妇女可有月经迟延或闭经。

【第一方】主治:各期肺结核,咳嗽,吐痰,潮热盗汗,食欲不振。

处方:白芍 30g 生地炭 30g 当归炭 30g 川芎 15g 阿胶 20g 玄参 12g 百合 25g 汉三七 10g 厚朴 10g 砂仁 6g 沙参 30g 菏叶炭 30g 黄连 10g 大黄炭 10g 栀子 12g 黄芩 10g

用法:共为细末蜜丸 9g 重,每日早晚各服一丸,开水送
　　　下。

【第二方】主治:肺结核,咳嗽吐痰。

处方:猪肺一具,川贝 10g 白糖 15g

用法:将药装入肺中,蒸熟服食。

【第三方】主治:肺结核,咳嗽吐痰,痰中夹有血丝,足心发热,骨蒸
　　　　盗汗。

处方:生地 120g 熟地 120g 蜂蜜 120g

用法:用水五碗把前两味慢火取浓汁,再加入蜂蜜,熬成
　　　膏。每次服二次,每次服 30g 慢慢含化咽下。

【第四方】主治:肺结核,淋巴结核。

处方:白头翁 30g

用法:水煎分二次温服,多服有效。

【第五方】主治:肺结核,咳嗽痰中带血。

处方:白芨 30g

用法:研为细末,每日三次,每次服 3g,开水送下。

【第六方】主治:肺结核。

处方:百部 1500g

用法:用水 16 斤熬取浓汁,再用开水 8 斤将药渣再煎数
　　　沸,滤过取汁,同前药汁合在一起,用慢火熬成稀
　　　膏即成。每次饭后用开水送下两勺。

【第七方】主治:肺结核。

处方:大蒜十枚 醪糟 120g

用法:二味加水,煮成稀粥常服。

五、肺痈

肺痈是由于外邪侵袭,气血稽留,壅滞于肺部形成的痈患。初期病

起急骤,发热恶寒,咳嗽吐痰,口干,胸中隐隐作痛。若痈脓已成,则吐出大量脓痰,如米粥样,有的夹杂血液,气味腥臭难闻,脓出之后,寒热症状逐渐消失减轻。有的转成慢性,日久不愈,反复吐脓痰。

中医治疗此病初期以清肺泻热祛痰为主。中后期以排脓为主,后期除阴虚火旺者以滋阴降火为主,脓液未尽而气虚者,于排脓方中加入补气之药。

【第一方】主治:肺痈,痰中带血。

处方:苇茎 15g 薏米 15g 桃仁 10g 冬瓜仁 15g 鱼腥草 30g

用法:水煎,分二次温服。

【第二方】主治:肺痈初起,发热怕冷,胸疼喘满。

处方:桔梗 15g 生甘草 10g

用法:水煎,分二次,温服。

【第三方】主治:肺痈初起,胸满喘急,不得平卧。

处方:葶苈子 10g 大枣 12 枚

用法:水煎,分二次,温服。

【第四方】主治:肺痈,痰浊,壅闭不利。

处方:皂角剥去皮,炙酥

用法:研末蜜丸,梧桐子大,以枣汤调服十五丸,一日二次。

【第五方】主治:咳嗽吐脓痰,有腥臭味。

处方:芦根 30g 冬瓜仁 30g

用法:水煎温服,一日二次。

【第六方】主治:肺痈,反复吐脓血痰,日久不愈。

处方:瓜篓仁 30g 川贝母 15g 白芨 15g 阿胶 15g

用法:研末,每服 3g,日服三次,开水送下。

【第七方】主治:咳嗽吐痰,带脓血。

处方:白芨 10g 槐花 10g 三七粉 15g

用法:共为细粉,分为三剂,每剂分两次,服时用小米粥

一碗,将药粉撒入,粥中搅匀服下,一日二次。

【第八方】主治:肺痈后期,脓未尽而有气虚现象。

处方:桔梗 15g 防己 10g 桑白皮 10g 贝母 6g 瓜蒌 15g 百

合 15g 黄芪 20g 薏米 20g 当归 10g 甘草 10g

用法:水煎,分二次温服,日一剂。

【第九方】源于日本

主治:肺痈咳嗽痰多。

处方:瓜蒌 5g 桔梗 3g 贝母 3g 半夏 3g

用法:水煎,二次分服,日一剂。

六、头痛

头痛是一个最常见的临床症状,其原因很多,如脑、眼、耳、鼻等疾病都可以引起头痛;其他如风、寒、湿、热、阴虚阳亢、气血亏虚等皆可引发头痛,本节只对一般性头痛的治疗。

【第一方】

主治:一般性头痛,头晕。

处方:川芎 10g 茶叶 10g

用法:水煎,分二次温服,一日一剂。

【第二方】主治:偏正头痛及眉棱骨疼。

处方:防风 10g 白芷 10g 藁本 10g 甘草 6g

用法:水煎,分二次温服,一日一剂。

【第三方】主治:头痛,头晕及偏头痛。

处方:白芷为细末

用法:每日服三次,每次 6g,茶水送下。

【第四方】主治:偏头痛。

处方:蔓荆子 12g 黄连 5g 柴胡 10g 防风 10g

用法:水煎,分二次,温服。

【第五方】源于日本

主治:偏头痛。

处方:细辛 川芎 荆芥 甘草各等份

用法:共为细末,每次开水冲服 5g。

七、胸胁痛

胸胁痛是很多疾病的一个症状,胸壁疾患的肋间神经痛,胸壁受伤及内脏疾病等都可引起胸肋疼痛,可根据临床症状选服。

【第一方】主治:胸痛,气闷,咳嗽。

处方:桔梗 10g 香附 10g 陈皮 10g 甘草 10g

用法:水煎,分二次服用,一日一剂。

【第二方】主治:胸腹急痛,呕不能食,腹痛拒按或吐蛔。

处方:川椒 10g 炒焦 干姜 10g 党参 10g

用法:水煎,分二次温服。

【第三方】主治:一般气滞胸肋痛,胁肋串痛,打嗝,肋胀。

处方:柴胡 10g 白芍 10g 陈皮 10g 香附 10g 郁金 10g 当归 10g

用法:水煎,分二次温服。

【第四方】主治:气血虚弱之胸肋痛,乏困无力,面白唇淡,头晕目花,食少胃胀。

处方:党参 10g 黄芪 10g 当归 10g 升麻 6g 柴胡 10g 川芎 6g 甘草 6g 生姜 10g

用法:水煎,分二次温服。

【第五方】主治:阴虚发热,胸胁疼痛,午后发热,面红盗汗,干咳痰少,小便黄赤。

处方:茵沉 12g 银柴胡 10g 青蒿 10g 鳖甲 10g 黄芩 10g
枳壳 10g 郁金 10g 甘草 6g

用法:水煎,二次分服。

【第六方】主治:外感身痛,胁肋疼痛,汗出头晕,寒热往来,口苦恶
心。

处方:桂枝 10g 白芍 10g 炙甘草 10g 生姜 10g 大枣 6 枚
防风 10g 柴胡 10g 香附 10g 桔梗 10g

用法:水煎,二次分服。

【第七方】主治:一般两胁疼痛。

处方:白芥子炒熟为末

用法:每日三次,每次 3g,白开水送服。

【第八方】主治:一般胁肋痛。

处方:小茴香 60g 枳壳 30g 共为细末

用法:每日服三次,每次 6g,开水送服。

【第九方】主治:右胁下痛,腹胀,不思饮食,食油腻后胁痛加重。

处方:当归 10g 白芍 12g 柴胡 15g 苍术 12g 牡丹皮 15g
栀子 10g 香附 12g 内金 10g 木香 6g 生姜 10g 薄荷
6g 甘草 10g

用法:水煎,分二次服用。

加减:有黄疸加茵陈 30g,消化不好加炒麦芽 15g 焦山楂
120g,肝痛甚者加五灵脂 12g,大便干燥加大黄 6g,
失眠加炒枣仁 20g。

【第十方】主治:胸膜炎,胸腔胀痛,咳嗽吐痰,呼吸短促。

处方:清半夏 10g 瓜蒌 24g 薤白 15g 枳实 6g 黄连 6g 桔
梗 6g 葶苈子 6g 大黄 6g 甘草 3g

用法:水煎三次,合并,分三次服用,日一剂。

【第十一方】主治:胁下发痛,咳嗽气短,胸膜有积水者,胸膜炎。

处方:瓜蒌皮 15g 郁金 10g 海桐皮 10g 生薏米仁 15g 白芍 12g 防己 12g 滑石 10g 生大黄 6g 桑白皮 10g 车前子 10g 甘草 10g

用法:水煎三次合并,分三次服用,日一剂。

【第十二方】主治:胆囊炎,右胁阵痛或隐痛,有时剧痛牵及右肩背,食欲不振,口苦心烦,脉左关弦数。

处方:龙胆草 6g 黄芩 10g 栀子 6g 当归 6g 泽泻 6g 柴胡 6g 生地 10g 车前子 6g 大黄 6g 生甘草 3g

用法:水煎,二次分服,一日一剂。

【第十三方】主治:胆结石,右胁剧烈疼痛,牵及右肩背,食欲减退,口苦,脉左关弦数。

处方:黄连 6g 黄芩 10g 大黄 10g 枳壳 10g 郁金 10g 木香 5g 茵陈 10g 金钱草 25g 元明粉 6g 枯白矾 3g

用法:水煎,一日一剂,连服三剂,如泻下结石,疼痛消失,停服。若疼痛减轻,可隔日服一剂,以疼痛消失为主。

【第十四方】主治:急性传染性无黄疸型肝炎,发热,食欲不振,右上腹压痛,恶心,肝脏肿大,小便量少而黄,脉象弦数。

处方:郁金 10g 栀子 6g 连翘 10g 茵陈 15g 佛手 30g 败酱草 15g

用法:水煎,分二—三次服用十岁量,成人用量前方加倍。

【第十五方】主治:慢性肝炎,胃胀不舒,右胁痛,舌苔黄腻,脉象左关弦,右关弱。

处方:丹参 15g 郁金 10g 白术 10g 佛手 15g 当归 10g

白芍 10g 青皮 6g 黄连 5g 槟榔片 10g 茵陈 10g

大黄 3g 桃仁 10g 吴茱萸 5g 甘草 3g

用法:水煎,分二—三次服用,每日一剂。

八、胃痛

胃痛是一种常见病,其发病原因多因饮食失调,情绪郁结导致,根据辨症,采用以下诸方。

【第一方】主治:气滞胃痛,口苦胀满,不思饮食,暖气连连。

处方:香附 10g 陈皮 10g 柴胡 10g 枳壳 10g 半夏 10g 苏叶 10g 甘草 6g 生姜 10g

用法:水煎二次分服。

【第二方】主治:寒气胃痛,呕吐清水,面白无力,喜暖怕凉。

处方:吴茱萸 10g 党参 10g 姜半夏 10g 生姜 10g 炙甘草 6g 延胡索 10g

用法:水煎二次温服,孕妇慎用。

【第三方】主治:溃疡性胃痛,多为饭前后痛,有时食后痛减,有烧心吐酸,严重者有黑便或吐血。

处方:海螵蛸 30g 桔梗 10g 香附 10g 白术 10g 木香 10g 白芨 10g 贝母 10g 甘草 10g 延胡索 10g

用法:水煎,分二次温服,亦可共为细末,每次 5g,一日三次。注意忌生冷及刺激性食物。

【第四方】主治:伤食胃痛,胸腹胀痛,呃逆食臭,呕吐,腐臭食物。

处方:焦山楂 10g 麦芽 10g 莱菔子 10g 厚朴 10g 香附 10g 连翘 10g 枳壳 10g 陈皮 10g

用法:水煎分二次服用。

【第五方】主治:慢性胃炎,胃闷痛,嘈杂不安,有时呕吐,食欲不振,时轻时重,经久不愈,大便正常。

处方:丹参 25g 郁金 15g 茜草 15g 焦白术 15g 炒黄连 15g

炒吴茱萸 12g 焦槟榔 12g 焦三仙各 20g 龙胆草 12g

高良姜 15g 白蔻仁 15g 鸡内金 25g 炮姜 12g 甘草

10g

用法:上药共为细末,每日早午晚饭后服 3 – 5g,温开水

送服。

【第六方】主治:胃及十二指肠溃疡,胃脘疼痛,食后减轻,便秘色

黑。

处方:郁金 15g 乳香 10g 没药 10g 炒白术 15g 生白芨 15g

浙贝母 15g 海螵蛸 20g 炒蒲黄 15g 延胡索 15g 锻

瓦楞子 15g 降香 5g 熟大黄 15g 甘草 12g

用法:上药共为细末,每日三次服用,每次 3 – 5g,开水送

服。

九、腹痛

腹痛的原因很多,包括腹内各种脏器疾病,其疼痛部位不论在大腹

与小腹均称为腹痛。本节就其主要为受寒腹痛,气郁腹痛,胆郁腹痛,

小腹痛等项,可参考引用。

【第一方】主治:受寒腹痛,喜热怕凉,小便清,大便溏。

处方:高良姜 5g 香附 12g 青皮 10g 木香 6g 当归 6g 干姜

6g 小茴香 6g

用法:水煎二次温服。

【第二方】主治:气滞腹痛,胸腹胀满,嗳气放屁后,疼痛减轻。

处方:厚朴 10g 陈皮 10g 茯苓 10g 生姜 10g 槟榔片 10g

甘草 6g

用法:水煎二次分服。

【第三方】主治:伤食腹痛,腹痛胀满,呃逆食臭,不思饮食,泻后痛减。

处方:神曲 10g 焦山楂 20g 焦麦芽 15g 茯苓 10g 姜半夏 10g 陈皮 10g 连翘 10g 莱菔子 10g

用法:水煎二次分服,日一剂。

【第四方】主治:胆郁腹痛,右上腹痛,连到右肩背部,重时绞痛。

处方:柴胡 15g 半夏 10g 白芍 15g 黄芩 10g 枳实 10g 大黄 6g 木香 6g 香附 12g 五灵脂 12g 双花 30g 茵陈 30g 连翘 15g 二丑 10g

用法:水煎,分二次温服。

【第五方】主治:小肚子胀痛。

处方:厚朴 10g 乌药 10g 香附 10g 当归 10g 白芍 10g 木香 10g

用法:水煎,分二次温服。

【第六方】主治:小腹冷痛。

处方:当归 10g 小茴香 10g 吴茱萸 10g 白芍 10g 补骨脂 10g

用法:水煎,分二次温服。

【第七方】主治:手术后肠粘连,时时感到腹脐发胀,隐隐作痛,大便或溏或秘,食欲不振,精神萎靡,逐渐消瘦。

处方:黄芪 15g 党参 15g 白芍 10g 当归 10g 薏米 15g 牡丹皮 6g 桃仁 10g 白芨 12g 乳香 5g 没药 5g 冬瓜子 25g 制大黄 6g 甘草 3g

用法:水煎三次,合并药汁,分三次服用,每日一剂。

【第八方】主治:结核性腹膜炎,腹部膨胀而痛,按之如鼓,午后潮热,夜间盗汗,食欲不振,精神萎靡,脉细数无力。

处方:黄芪 60g 当归 25g 炒白术 20g 茯苓 25g 橘红 15g 党参 50g 薏米仁 50g 柴胡 15g 鳖甲 30g 炙干蛤蟆 30g(蟾蜍) 桑白皮 25g 胡黄连 20g 山药 30g 砂仁 20g 猪牙皂 10g 麦冬 25g 海哈粉 30g 制大黄 20g 甘草 15g

用法:上药共为细末,用白芨 60g 研细,熬汁和药末为丸,每丸重 5g,每次服二丸,一日二次。

十、风湿性关节炎

风湿性关节炎多因感受风寒湿而发病,一般身体关节呈游走性疼痛,天气变化时加重,严重的疼痛较剧,关节肿大,反复发作。

【第一方】主治:一般性关节疼痛,发病关节游走不定。

处方:羌活 10g 桂枝 10g 白术 10g 防风 10g 川芎 10g 甘草 6g

用法:水煎分二次服用,服后盖被取汗。

【第二方】主治:寒湿偏重,关节疼痛,得暖则轻,遇冷加重,痛处固定,麻痛沉重。

处方:附子 10g 白术 12g 桂枝 10g 甘草 10g

用法:水煎,分二次服用。

【第三方】主治:各关节风湿热痛,痛无定处,有时关节红肿,发冷发热。

处方:桂枝 10g 麻黄 6g 白术 12g 防风 10g 白芍 10g 知母 10g 附子 6g 生姜 10g 甘草 10g

用法:水煎,分二次服用。

【第四方】主治:周身关节困痛,遇冷加重。

处方:延胡索 当归 桂枝各等份为细末

用法:每日服三次,每次服6g,温酒调服。

【第五方】主治:关节困痛,沉重,甚则发红肿胀。

处方:苍术 15g 黄柏 10g 防己 10g

用法:水煎分二次温服。

【第六方】主治:关节红肿疼痛,发冷发热。

处方:红柳嫩枝叶一把

用法:煮水分二次温服,出汗。

【第七方】主治:一般关节痛。

处方:茜草 15g 松节 15g 白酒一斤

用法:泡七日后,随量饮酒,每日二次。

【第八方】主治:关节红肿热痛。

处方:鲜松树叶 30g 鲜柳树根皮 15g 双花 15g

用法:水煎分二次,早晚服用,出汗。

【第九方】主治:慢性风湿性关节炎,四肢疼痛,尤以气候变化时加

重者。

处方:生地 10g 熟地 10g 当归 10g 白芍 10g 川芎 6g 桃仁

10g 红花 6g 牛膝 10g 威灵仙 10g 苍术 10g 黄柏 6g

乳香 6g 防己 10g 羌活 6g 防风 6g 白芷 6g 龙胆草

3g 陈皮 6g 茯苓 10g 香附 6g

用法:每剂煎三次,合并药汁,每日服三次,一日一剂。

【第十方】源于日本

主治:各种风湿性关节炎。

处方:威灵仙 5g 羌活 5g 桂枝 3g 秦艽 3g 葛根 3g 苍术 3g

用法:每日一剂,水煎分二次服用。

【第十一方】源于日本

主治:风湿性关节疼痛。

处方:地龙研末

用法:每服 5g 每日二次。

十一、腰疼

腰疼是临床常见症状,很多疾病均可引起腰疼。现本节就寒湿性腰疼,湿热性腰疼及损伤性,扭伤性腰疼的治疗。

【第一方】主治:肾虚腰疼,腰部酸软困痛,腿膝无力,劳则甚痛,趴则减轻,小便频而黄。

处方:熟地 12g 山药 12g 川断 10g 杜仲 12g 桑寄生 12g 狗脊 10g

用法:水煎分二次温服。

【第二方】主治:肾阴虚腰疼,腰部发冷,小便频而清。

处方:附子 10g 补骨脂 12g 杜仲 10g 当归 10g

用法:水煎分二次温服。

【第三方】主治:湿热腰疼,腰痛连胯,自感烧痛,口干,大便干,小便黄。

处方:黄柏 10g 苍术 12g 牛膝 12g 泽泻 12g 薏米 15g

用法:水煎二次分服。

【第四方】主治:一般性腰疼。

处方:威灵仙为细末

用法:每日服三次,每次 6g,白开水冲服。

【第五方】主治:肾虚腰疼。

处方:猪腰子一对劈开,小茴香末 10g 放入其中,面包煨熟

用法:去小茴香末,连面研末,每次 10g 一日二次。

【第六方】主治:寒湿腰疼,冷痛沉重,夜间翻疼痛,遇冷加重。

处方:干姜 10g 茯苓 10g 苍术 10g 狗脊 12g 牛膝 15g 甘

草 10g

用法:水煎,二次温服,一日一剂。

【第七方】主治:坐骨神经痛,疼痛多发生于下腰部及臀部,沿大腿后面到足部。

处方:柴胡 10g 桂枝 10g 白芍 10g 当归 15g 小茴香 10g 茯苓 10g 延胡索 6g 泽泻 6g 熟附子 10g 甘草 3g 生姜 3g

用法:每剂煎三次,合并药汁,分三次服用,一日一剂,连服五剂。

十二、高血压病

血压超过(140/90 毫米汞柱)称为高血压,属中医肝阳上亢,肝风内动的范畴,症状是头晕,头痛,耳鸣等,而且极可能会发生中风等一系列病症。所以中医治疗高血压和中风不语,半身不遂等病症,也配合治疗。

【第一方】主治:头晕,头痛,面赤,口干,眼花,耳鸣,大便干,小便赤。

处方:生地 30g 黄芩 10g 栀子 10g 龙胆草 12g 夏枯草 15g 牡丹皮 10g 白芍 12g 大黄 6g 菊花 12g 代赭石 30g 牛膝 20g

用法:水煎,分二至三次服用,一日一剂。注意大黄可根据大便干或溏相加减。

【第二方】主治:头晕,头疼,眼花,耳鸣,腰酸,腿软,失眠,多梦。

处方:生地 30g 白芍 15g 龟板 15g 桑叶 10g 菊花 12g 青箱子 15g 蔓荆子 15g 刺蒺藜 12g 女贞子 12g 桑寄生 20g 炒枣仁 20g 生龙骨 15g 生牡蛎 15g

用法:水煎三次,合并,分三次服用,一日一剂。

【第三方】主治:头晕,头痛,眼花,耳鸣,心悸,气短,下肢浮肿。

处方:生地 15g 牡丹皮 10g 白芍 20g 泽泻 10g 杜仲 30g

牛膝 15g 菊花 12g 桑叶 10g 夜交藤 15g 炒枣仁 25g

生龙骨 20g 磁石 15g

用法:水煎三次,分三次服用,一日一剂,连服五天。

【第四方】主治:一般高血压。

处方:夏枯草 15g 菊花 12g

用法:水煎,分二次服用。

【第五方】主治:一般高血压。

处方:芹菜榨水,加糖少许,当茶饮用。

【第六方】主治:高血压。

处方:玉米须 30g

用法:水煎,空腹服下。

【第七方】主治:高血压。

处方:猪胆装满黑豆,蒸熟晒干

用法:每次 20-30 粒,一日二次。

【第八方】主治:高血压,心区痛,四肢麻,大便干。

处方:代赭石 120g 大黄 60g 五灵脂 60g 生蒲黄 30g 蜈蚣

20 条

用法:共研细末,每次服 3-6g,一日三次。

十三、半身不遂

【第一方】主治:半身不遂,头昏不痛,口眼歪斜,舌淡脉弱,血压不

高。

处方:黄芪 30g 当归 10g 赤芍 10g 地龙 10g 川芎 6g 桃仁

10g 红花 10g

用法:水煎分二次温服。

【第二方】主治:半身不遂,瘫痪。

处方:川乌 90g 五灵脂 30g 南星 60g 龙脑香 1g 麝香 1g

用法:共为细末,麝香另研,兑入细末中,水泛为丸,梧桐
子大,每日两次,每次十丸,白开水送服。

【第三方】主治:半身不遂。

处方:桃仁酒侵数日,晒干为末糊丸,梧桐子大

用法:每日服二次,每次二十丸以黄酒送服。

【第四方】主治:脑溢血后遗症,半身不遂。

处方:黄芪 90g 当归 15g 桃仁 15g 红花 10g 地龙 10g 杜
仲 15g 川芎 6g 地黄 20g 土鳖虫 10g 牛膝 15g 赤芍
10g 甘草 6g 三七粉 5g(冲)

用法:水煎三次,分三次服下,一日一剂。

十四、口眼歪斜

本病于中风半身不遂的口眼歪斜不同,多因受风寒,潮湿而得。本
病发病多一侧眼睑不能闭合,流泪,口角向一侧歪斜,相当于现代医学
的颜面神经麻痹。

【第一方】主治:口眼歪斜。

处方:全蝎 僵蚕 白附子各等份共为细末

用法:日服二次,每次服 2 - 3g。

【第二方】主治:口眼歪斜。

处方:1.用新石灰醋炒调如泥,右歪涂左,左歪涂右。

2.巴豆七粒去皮研碎,右歪涂左手心,左歪涂右手
心。

3.皂角去皮,研末醋和,右歪涂左,左歪涂右。

4.活鳝鱼一条捣烂如泥,右歪涂左,左歪涂右,正后即去。

5.蓖麻子仁七个捣烂,左歪贴右,右歪帖左。(勿入眼内)

说明:以上处单方只用其一,无效时改换另一种,不必同时都用。

十五、手足麻木

患者自觉手足发麻发木,多因外受风寒或身体虚弱,正气不足,血行不畅所致。

【第一方】主治:四肢麻木不仁,身体虚弱,汗出肢麻。

处方:黄芪15g 桂枝10g 芍药12g 生姜12g 大枣12枚 党参10g

用法:水煎分二次温服。

【第二方】主治:全身麻木,腰酸,腿困。

处方:狗脊12g 牛膝10g 海风藤12g 木瓜10g 川断10g 杜仲12g 桑枝15g

用法:水煎,分二次,温服。

【第三方】主治:寒湿麻木,受凉后加重。

处方:川乌 威灵仙 五灵脂各等份

用法:共为细末,酒糊为丸,桐子大,每日服三次,每次5 -10丸。

说明:此方慎用,孕妇忌服。

【第四方】梅花针刺脊柱两侧,上肢麻的加刺前臂内外侧,手掌,手背及指端点刺放血。

下肢麻木的加刺小腿内外侧及足背足指端点刺放血。

手法:中度或较重度刺激。

十六、癫痫

癫痫又称"羊角风"突然发作,不省人事,全身抽搐,口吐白沫,短时苏醒,发无定时,一日数次或数日一次。

【第一方】主治:癫痫痰多,大便燥结。

处方:礞石30g 大黄90g 黄芩90g 南星30g 琥珀30g 沉香30g

用法:上药共为细末,水泛为丸,梧桐子大,每碗服30丸。

【第二方】主治:癫痫。

处方:郁金20g 白矾90g 朱砂30g

用法:共为细末,每日服三次,每次2－3g,开水调服。

【第三方】主治:癫痫。

处方:石菖蒲为细末

用法:猪心一个劈开,用砂锅煮汤,以汤调菖蒲末,每日服三次,每次服10g。

【第四方】主治:癫痫。

处方:大雄鼠卵子,焙干研末(即大公耗子卵子)

用法:黄酒冲服一个,一日一次。

【第五方】主治:癫痫。

用梅花针刺脊柱两侧,以后颈部,骶部为重点并刺足底心有结节部位。每两天刺一次。

十七、眩晕

眩晕是常见症状之一,眩是眼花,晕是头晕,病重时自觉天旋地转,不能站立,甚至呕吐。按中医辨症可分虚、实、痰三个方面进行治疗。

【第一方】主治:痰多眩晕。

处方:茯苓 10g 桂枝 6g 白术 10g 半夏 10g 甘草 6g

用法:水煎,分二次服。

【第二方】主治:实证眩晕,头痛,面红口燥,烦急易怒,失眠多梦,
舌红苔白。

处方:菊花 10g 钩藤 12g 天麻 10g 石决明 30g

用法:水煎,分二次服用。

【第三方】主治:呕吐清水,头晕目眩,耳鸣,自觉天旋地动,不能站
立。

处方:茯苓 10g 猪苓 10g 白术 10g 泽泻 12g 桂枝 5g

用法:水煎,分二次服。

【第四方】主治:身体虚弱,头晕眼花,疲乏无力,稍紧则心慌气短,
失眠多梦。

处方:黄芪 20g 当归 10g 白术 10g 茯苓 10g 远志 10g 龙
眼肉 12g 木香 3g 炒枣仁 20g 白蒺藜 10g 蔓荆子
10g 炙甘草 10g

用法:水煎,分二次服。

十八、失眠

失眠可由很多病症引起,本节只对一般性失眠治疗,可根据各类病
情参考使用。

【第一方】主治:血虚烦躁,失眠。

处方:炒枣仁 30g 熟地 15g 粳米一把

用法:三味加水同煮,米烂成粥,睡前服下。

【第二方】主治:虚烦失眠。

处方:炒枣仁研末

用法:每日二次,每次 6g 温水送服。

【第三方】主治:失眠头晕,记忆力减退,精神困倦,脉象虚数。

处方:党参 10g 麦冬 10g 五味子 6g 炒枣仁 15g 远志 6g

熟地黄 12g 女贞子 10g 白芍 10g 茯神 6g 生龙骨

15g 生牡蛎 15g 炙甘草 3g 菖蒲 5g

用法:水煎三次,一日一剂。

【第四方】主治:失眠心悸。

处方:炒枣仁 5g 当归 5g 远志 5g 甘草 3g 五味子 3g

用法:水煎二次,分服,一日一剂。

【第五方】主治:神经衰弱,失眠。

梅花针刺脊柱两侧,重点刺胸椎,骶椎。手法:轻度或中

度刺激。

十九、癔病

癔病属中医中脏躁症范畴,本病多因情志不舒,肝气郁结所致,发
病时神志错乱,时哭时笑或自觉耳聋,目盲,打嗝,心慌或瘫痪等不同症
状出现。

【第一方】主治:癔病。

处方:甘松 20g 陈皮 6g

用法:水煎分三次,一日服完,一日一剂。

【第二方】主治:神志忧闷,时哭时笑,吞咽有物。

处方:甘草 12g 浮小麦 30g 大枣 12 枚

用法:水煎分二次服用,一日一剂烦躁不安加生龙骨 20g

生牡蛎 20g 炒枣仁 20g 咽干加白芍 10g 麦冬 10g。

【第三方】主治:烦躁不安,哭闹无常,口苦,便干。

处方:柴胡 15g 半夏 6g 黄芩 6g 生姜 10g 党参 10g 桂枝 6g 生龙骨 20g 生牡蛎 20g 大黄 3g 茯苓 6g 朱砂 3g（分二次冲服）

用法:水煎分二次服用,一日一剂。

【第四方】主治:癔病,烦躁不安,时哭时笑,脉象弦数。

处方:炙甘草 10g 浮小麦 60g 炒枣仁 15g 龙眼肉 12g 川贝母 6g 郁金 6g 远志 6g 大枣 5 枚

用法:每日一剂,水煎服三次。

二十、黄疸

黄疸是一种皮肤及眼珠发黄的疾病,这种病症与肝胆疾病相关联。中医治疗时分阳黄和阴黄两大类,其实阳黄属于急性肝炎或传染性肝炎等范畴;阴黄属于慢性肝炎或肝硬化范畴;由于阴黄和阳黄等症状各不相同,故下列方剂可加减使用。

【第一方】主治:阳黄发热,大便秘结。

处方:茵陈 60g 山栀子 10g 大黄 10g 黄芩 10g 柴胡 10g

用法:水煎,分二次服用。

【第二方】主治:阳黄发热,大便不结。

处方:茵陈 60g 黄柏 6g 栀子 6g

用法:水煎,二次分服。

【第三方】主治:阴黄,不发热或微热,腹胀泻泄。

处方:茵陈 20g 白术 10g 干姜 3g

用法:水煎,二次分服。

【第四方】主治:黄疸,头重身困,胸闷腹胀,大便稀薄。

处方:茵陈 30g 泽泻 12g 白术 10g 茯苓 10g 猪苓 10g 桂枝 6g

用法:水煎,分二次服用。

【第五方】主治:黄汗,由于汗出雨淋受水湿,汗出色黄,头疼怕风,
发热口不渴。

处方:黄芪15g 桂枝10g 芍药10g 醋一小杯

用法:水煎加醋,温服。

二十一、呕吐

呕吐一证原因很多,大多以胃肠道疾病引起,其他原因还很多。本
节只对胃肠道引起的呕吐进行治疗。

【第一方】主治:外感暑湿,发热,身痛,恶心,呕吐或兼腹泻。

处方:藿香正气水或软胶囊

用法:每服一瓶或1-2丸。

【第二方】主治:恶心呕吐,不思饮食,胸闷,腹胀。

处方:陈皮10g 半夏10g 茯苓10g 苍术10g 厚朴10g 豆
蔻仁6g 竹茹10g 生姜10g 甘草3g

用法:水煎,慢慢服下。

【第三方】主治:胸闷心烦,恶心呕吐。

处方:黄连6g 干姜6g 半夏10g 党参10g 桂枝6g 甘草3g
大枣3枚

用法:水煎,二次温服。

【第四方】主治:胃寒腹痛,恶心呕吐。

处方:吴茱萸6g 党参10g 生姜15g 陈皮10g 半夏10g 大
枣5枚

用法:水煎,二次,慢慢服下。

【第五方】主治:呕吐清水,痰涎,胃脘胀闷,不思饮食,头眩心悸。

处方:半夏10g 生姜15g 茯苓12g

用法:水煎,二次分服。

【第六方】主治:伤食呕吐,吐物酸臭,嗳气厌食,腹胀。

处方:炒神曲 10g 炒麦芽 10g 山楂 15g 生姜 3 片

用法:水煎,二次服。

【第七方】主治:恶心,呕吐。

处方:竹茹 10g 陈皮 10g

用法:水煎,二次服下。

【第八方】主治:恶心呕吐,口渴欲饮。

处方:芦根 60g 白茅根 60g

用法:水煎成汤,慢慢服之。

【第九方】主治:心烦呕吐。

处方:黄连 3g 紫苏 5g

用法:水煎,频服。

【第十方】主治:呕吐反胃,烦躁不安。

处方:代赭石 150g

用法:水煎,慢慢服下,一日量。

【第十一方】主治:呕吐。

处方:生姜 10g 灶心土 100g

用法:先将灶心土取澄清液入生姜再煎,多次慢服。

二十二、腹泻

腹泻俗称"拉肚子"一般讲主要是由于内伤生冷,外受寒邪,饮食过饱或湿热积聚,影响胃肠正常运化,以致泄泻。本节只对大便次数增多,大便细薄或清水而无脓血;如脓血下痢不属本病范围。

【第一方】主治:发热头疼,腹泻,肛门灼热,口渴尿黄。

处方:葛根 15g 黄芩 10g 黄连 6g 甘草 6g

用法:水煎,分二次服下。

【第二方】主治:腹泻,头疼发热,无汉怕冷,口淡不渴,小便清长。

处方:麻黄10g 葛根12g 桂枝10g 白芍10g 甘草6g

用法:水煎,分二次服下。

【第三方】主治:腹泻腹胀,不思饮食,小便少,不发热。

处方:苍术10g 厚朴6g 陈皮10g 茯苓10g 猪苓12g 泽泻
10g 桂枝10g 甘草5g

用法:水煎,分二次服下。

【第四方】主治:寒泻,腹痛,怕冷,不思饮食,精神困倦。

处方:附子6g 党参10g 白术10g 干姜6g 甘草5g

用法:水煎,二次服下。

【第五方】主治:腹泻,腹痛喜按,不思饮食。

处方:艾叶30g 炒小米10g 红糖10g

用法:水煎,分二次温服。

【第六方】主治:热泻,粪便臭秽,肛门灼热。

处方:绿豆60g 车前子30g

用法:水煎,二次服下。

【第七方】主治:热泻。

处方:金银花炭30g

用法:研为细末,每服6g,一日二次。

【第八方】主治:五更泻。

处方:肉豆蔻30g 木香10g 煨诃子10g

用法:研为细末,枣肉为丸,每服6g,日服三次,米汤送
服。

【第九方】主治:五更泻。

处方:五味子30g 吴茱萸15g 补骨脂15g 肉豆蔻30g

用法:共为细末,每服6g,日服二次。

【第十方】主治:湿泻,大便如米泔水样,口渴不饮,舌苔白腻。

处方:炒苍术 30g 车前子 30g

用法:研为细末,每服 6g,一日二次。

【第十一方】主治:伤食泻,不思饮食,打嗝有腐臭味。

处方:炒山楂 12g 炒麦芽 12g 炒神曲 12g 莱菔子 12g

用法:水煎,分二次温服。

二十三、痢疾

痢疾主要症状是大便次数增多,肚子痛,有下坠感,里急后重,大便赤血脓血,为夏秋季节流行疾病之一。

【第一方】主治:痢疾初起,发热怕冷,有外感症状。

处方:茯苓 10g 枳壳 10g 柴胡 10g 白芍 10g 马齿苋 20g
甘草 10g

用法:水煎,分二次服用。

【第二方】主治:下痢脓血,腹痛下坠,肛门灼热,小便黄。

处方:黄芩 10g 白芍 10g 黄连 10g 木香 6g 甘草 5g

用法:水煎,分二次服下。

【第三方】主治:痢疾。

处方:黄芩 6g 黄连 6g 厚朴 6g 枳实 6g 陈皮 6g 当归 15g
白芍 15g 木香 6g 滑石 15g 地榆 10g 甘草 6g

用法:水煎,二次服下。

【第四方】主治:下痢脓血,发热口渴,腹痛下坠。

处方:白头翁 15g 黄芩 6g 黄柏 6g 秦皮 10g

用法:水煎,二次服下。

【第五方】主治:痢疾,大便脓血,腹痛下坠。

处方:鲜马齿苋 300g

用法:煮熟加大蒜当菜吃,一日三次。

【第六方】主治:红血痢疾,腹痛下坠。

处方:白萝卜连叶 120g 白糖 30g

用法:将萝卜连叶捣汁加白糖一次服下。

【第七方】主治:久痢不止,滑脱不禁,腹冷下坠。

处方:赤石脂 15g 干姜 3g 粳米 10g

用法:水煎,温服,每日二次,一次一剂。

【第八方】主治:久痢不止。

处方:石榴皮 15g

用法:水煎温服,一日二次,一次一剂。

二十四、便秘

便秘是指大便秘结不通,排便时间延长,三五日或六七日,甚至十数日大便一次或者大便不通畅,想便而不便。治疗要分清虚实或攻下或润下临床选用。

【第一方】主治:身体虚弱,大便秘结,无寒热证候。

处方:炒苏子 30g 火麻仁 15g

用法:研烂和大米煮粥服。

【第二方】主治:便秘身热,腹胀,口臭,口苦。

处方:火麻仁 60g 大黄 60g

用法:共研细末,每次服 10g,每日二次。

【第三方】主治:便秘。

处方:大黄 10g

用法:水煎,每日分二至三次服下。

【第四方】主治:便秘。

处方:番泻叶 3g

用法:煎汤代茶饮。

【第五方】主治:身体虚弱,肠液枯少,大便干燥不下。

处方:血余炭 3g(头发烧炭)蜂蜜 250g 猪油 250g

用法:把血余炭研细末,猪油炼化加蜂蜜,搅匀入血余末,搅拌成膏,每晨开水冲服一勺。

【第六方】主治:老年或身体虚弱,大便秘结,无寒热证候。

处方:蜂蜜 60g 香油 30g

用法:用开水将蜂蜜,香油冲调温服,一日二次。

【第七方】主治:老年大便秘结,阴虚火旺。

处方:生地 15g 玄参 20g 麦冬 12g

用法:水煎,分二次服下。

二十五、消化不良

消化不良指饮食不周或过食不易消化之食物,伤于脾胃所成的疾病。主要表现有胸腹胀满,不思饮食,恶心打嗝,口气臭,舌苔腻,这是属于实证,用消导药治疗,若是病久,面色发白,腹胀腹痛,不思饮食,口淡大便稀薄,不敢吃冷食,属于虚症,治疗健脾为主,兼用一些消导药。

【第一方】主治:腹胀腹痛,不思饮食,口淡无味,大便稀薄,脉象无力。

处方:白术 10g 茯苓 10g 半夏 10g 陈皮 6g 砂仁 3g 木香 3g 甘草 5g 生姜 3 片

用法:水煎,分二次服下。

【第二方】主治:食积,消化不良。

处方:生山楂 10g 炒麦芽 15g 神曲 10g

用法:水煎,一日三次,各次一剂。

【第三方】主治:消化不良。

处方:鸡内金研成细末。

用法:每次服 3g,一日三次。

【第四方】主治:消化不良,伤食性。

处方:煳锅巴

用法:随意食之。

二十六、吐血

　　吐血是指呕吐出血主要指胃出血,若咳嗽出血或痰中带血叫咳血是肺出血。吐血中医分为胃热出血和肝火犯胃出血;由于热伤胃络,迫血妄行,所以用降逆清火止血的方法治疗。

【第一方】主治:胃热吐血,血色鲜红或紫暗,大便秘结或色黑,口
　　　　　渴舌红,脉数有力。

　　　　处方:黄连 黄芩 大黄 侧柏叶 大蓟 小蓟 茜草 栀子 牡丹
　　　　　皮 棕炭

　　　　用法:各等份炒焦研细末,每次 15g,温水调服,一日二
　　　　　次。

【第二方】主治:肝火吐血,口干口苦,胁肋胀疼,心烦易怒,烦躁不
　　　　　安,脉弦数。

　　　　处方:当归 10g 白芍 10g 柴胡 10g 牡丹皮 12g 栀子 10g
　　　　　龙胆草 10g 生地 15g 侧柏叶 12g

　　　　用法:水煎,分二次服下。

【第三方】主治:出血过多,面色苍白,四肢发冷,出虚汗。

　　　　处方:人参 15g

　　　　用法:煎浓汁一次,顿服。

【第四方】主治:吐血。

　　　　处方:百草霜(即乡间烧柴草锅底炭墨)

用法:每次 2 - 3g,温开水调服,一日三次。

【第五方】主治:吐血。

处方:童便或自己的小便,去头尾接 100g

用法:趁热服下。

二十七、鼻出血

鼻出血称为"鼻衄"多由肺胃有热,损伤经络而成;如鼻燥流血,口干,咳嗽,发热是肺热的征象;若是口渴饮水,大便秘结,舌苔黄是胃热的征象;若口干,心烦易怒,头疼眩晕是肝火旺的征候;另有一种如妇女经前鼻子出血而不来月经称为"倒经"需要调经不属于这个范畴。

【第一方】主治:胃热鼻衄,口干,多饮,大便秘结。

处方:黄连 10g 黄芩 10g 大黄 10g 生柏叶 15g 生石膏 15g 生地 12g

用法:水煎,分二次服下。

【第二方】主治:鼻出血,口干,心烦易怒,头疼眩晕。

处方:龙胆草 10g 栀子 10g 黄芩 10g 生地 15g 柴胡 6g 白茅根 30g 车前子 10g

用法:水煎,分二次服下。

【第三方】主治:鼻出血。

处方:小蓟 30g 白茅根 15g

用法:水煎服,一日二次,每次一剂。

二十八、便血

便血者即大便前后下血或单纯下血都称为便血。便血有"肠风下血"和"脏毒下血"之分,不论哪种下血都是大肠的疾患。

【第一方】主治:大便前下血,颜色鲜红,大便干燥。

处方:赤小豆20g 当归20g 地榆15g 胡黄连10g 焦栀子10g

用法:水煎,分二次服下。

【第二方】主治:大便后下血,颜色紫暗,腹部隐痛,大便稀。

处方:熟地10g 白术10g 附片10g 阿胶10g 黄芩10g 灶心土100g

用法:先把灶心土打碎熬水澄清,用来煎药,分二次服下。

【第三方】主治:便血。

处方:臭椿根皮20g 地榆炭12g

用法:水煎,分二次服下。

【第四方】主治:大便下血,年久不愈。

处方:柿饼八个,灶心土60g

用法:柿饼用灶心土炒熟,早晚各服二个。

【第五方】主治:大便下血,颜色鲜红。

处方:炒槐角15g 地榆炭10g

用法:水煎,二次服下。

【第六方】主治:先下血后大便。

处方:生侧柏叶30g 侧柏叶炭30g

用法:水煎温服,每日两次,每次一剂。

【第七方】主治:便血。

处方:红萝卜叶

用法:晒干研末,每次服6g,一日三次。

二十九、尿血

尿血是指小便中有血,不痛的叫尿血,疼痛的叫血淋。造成血尿的病症很多,但多以肾和膀胱的积热有关系。起病急尿血鲜红,属于实证,病久不愈;尿血淡红则多属于虚证。如急性肾炎病人尿血更要细心观察切莫掉以轻心。

【第一方】主治:尿血,尿道刺痛。

处方:鲜车前草 30g 鲜旱莲草 30g

用法:捣汁温服,一日二次,每次一剂。

【第二方】主治:尿血。

处方:白茅根 120g

用法:水煎温服,一日三次,日一剂。

【第三方】主治:尿血。

处方:生地 15g 地榆 15g

用法:水煎,二次分服。

【第四方】主治:小便频数,尿中带血,经久不愈,精神困顿。

处方:黄芪 15g 党参 10g 白茅根 30g

用法:水煎,分二次服下。

【第五方】主治:尿红,口渴,尿道有灼热感。

处方:生地 15g 泽泻 10g 竹叶 6g 小蓟 15g 甘草 6g 瞿麦 10g

用法:水煎,二次服下。

三十、小便不通

小便不通也称"癃闭"是指小便不通利,甚至点滴不下。中医认为是小肠积热或是脾胃气虚,气化不利而造成。也和现代的前列腺炎、前列腺增生的症状相近。

【第一方】主治:小便不通,咽喉干燥,口干,胸闷发烦。

处方:黄芩 10g 茯苓 10g 栀子 6g 桑白皮 10g 麦冬 10g 车

前子 15g 泽泻 10g

用法：水煎，分二次服下。

【第二方】主治：小便不通，肚脐下冷。

处方：肉桂 6g 茯苓皮 12g

用法：水煎，分二次服下。

【第三方】主治：小便不通。

处方：蝼蛄

用法：焙干研粉，每服 2－3g。

【第四方】主治：小便不通。

处方：大蒜头一个，山栀子 6g 盐 60g

用法：共为细末，敷肚脐眼上，数小时即通。

三十一、遗尿

遗尿有两种情况一种是忍不住尿，尿频、尿急、尿不尽，常把尿遗在裤内，这叫小便不禁；另一种是睡觉后，不知道尿在床上，这叫做遗尿或尿床。前一种情况多见老年人或身体虚弱的人，是由于气虚所致，后一种多见小孩，也有一些成人因某些原因导致肾气虚，肾气不固所致。

【第一方】主治：老年气虚，忍不住尿及小孩尿床。

处方：黄芪 15g 党参 10g 升麻 5g 桑螵蛸 10g 覆盆子 15g
益智仁 10g 龙骨 15g 牡蛎 15g 补骨脂 10g

用法：水煎，分二次服用。

【第二方】主治：遗尿及小孩尿床。

处方：山药 60g 韭菜子 60g 金樱子 60g 益智仁 30g 补骨
脂 30g 附子 15g 五味子 30g

用法：共为细末，炼蜜为丸 10g 重，早晚各服一丸。

【第三方】主治：遗尿。

处方:益智仁 30g 乌药 30g

用法:水煎,一日二次服下。

【第四方】主治:遗尿或尿床。

处方:白果炒香

用法:五岁以下每次吃三个,五至十岁每次吃五个,成人
每次吃八个,一日二至三次。

三十二、遗精

遗精有梦遗和滑精的分别,有梦而遗精叫梦遗,无梦或白天精自流出的叫滑精;其实在治疗上要分辨虚实。偶尔一二次遗精不算病态,不需要治疗,长期遗精就需要治疗了,这种病症精神因素很重要要正确对待,可以根据各种症状选用下列方剂。

【第一方】主治:梦遗,头晕心悸,精神不振,口干小便黄。

处方:天冬 15g 生地黄 15g 党参 10g 黄柏 6g 砂仁 6g 甘
草 5g

用法:水煎,分二次温服。

【第二方】主治:遗精,口干,头晕耳鸣,手足心热,阴茎易勃起。

处方:生地 15g 牡丹皮 12g 山药 10g 茯苓 10g 泽泻 10g
山茱萸 10g 知母 6g 黄柏 6g

用法:水煎,分二次服下。

【第三方】主治:滑精,面色发白,腰酸腿软,疲乏无力。

处方:菟丝子 12g 韭菜子 10g 五味子 6g 牡蛎 15g 龙骨
15g 茯苓 10g 桑螵蛸 10g 补骨脂 10g

用法:水煎,分二次服用。

【第四方】主治:梦遗。

处方:菟丝子 150g 茯苓 90g 建莲子 60g

用法:共为细末,黄酒为丸,每服 6g,早晚各一次。

【第五方】主治:阳痿,早遗,腰膝疲软,头晕耳鸣。

处方:粳米 500g 黑芝麻 500g 紫河车 2 个

用法:共为细末蜜丸,每服 10g,日二次。

三十三、月经不调

健康女性到了十四岁左右月经开始来潮,每月一次按期来潮,称为月经。一般到了四十五岁至五十五岁之间停经,除妊娠,哺乳外都是按规律而行,属正常生理现象,也有个别体质,无病而每两个月行经一次,称为并月;也有一年行经一次称为避年;更有终身不行经而能正常受孕的称为暗经。除此之外月经周期有所改变或经量颜色或疼痛等不正常,都属于月经不调的范畴,需要治疗,可根据个体的不同证候,分别选用下列方剂。

【第一方】主治:月经赶前,血量多,色紫黑,有血块等。

处方:生地 10g 当归 10g 川芎 6g 白芍 6g 香附 6g 茯神 10g 黄柏 6g 知母 5g 甘草 3g

用法:水煎,分二次服下。

【第二方】主治:月经赶前,经量多,色紫红。

处方:青蒿 15g 牡丹皮 10g 黄柏 6g 生地 12g 白芍 10g 茯苓 10g 地骨皮 12g

用法:水煎,分二次服下。

【第三方】主治:月经后期,血虚,腹胀不疼。

处方:熟地 6g 当归 12g 白芍 6g 川芎 6g 炙黄芪 12g 党参 6g

用法:水煎,分二次温服。

【第四方】主治:月经后期,腹胀作痛。

处方:熟地 10g 白芍 10g 当归 10g 川芎 6g 香附 10g 肉桂

　　3g 红花 6g 桃仁 10g 莪术 10g 甘草 5g

用法:水煎,分二次温服。

【第五方】主治:月经赶前错后无定期。

处方:当归 5g 白芍 5g 茯苓 3g 香附 5g 柴胡 5g 白术 6g

　　甘草 3g

用法:水煎,分二次服下,一日一剂。

【第六方】主治:月经不调。

处方:丹参 200g

用法:每日 10g 水煎服,行经时停服十天后再连续服用。

【第七方】主治:月经不调。

处方:益母草冲剂(市售成药)

用法:每次一袋,一日二次。

三十四、闭经

　　正常女性十五岁以后月经不潮或来而又中断,数月不至,同时出现其他不适症状,都称之为闭经。闭经有因气滞血凝,有因气血亏虚等多方面原因,临症必须分清虚实来治疗。

【第一方】主治:血滞经闭,小腹渐大,行似受孕而无孕。

处方:桃仁 10g 大黄 12g 桂枝 10g 芒硝 6g 甘草 10g

用法:水煎,分二次温服。

【第二方】主治:血枯经闭,面唇指甲颜色浅淡,肌热消瘦,舌淡脉

　　弱。

处方:黄芪 12g 党参 10g 白术 10g 茯苓 10g 当归 10g 肉

　　桂 3g 白芍 10g 熟地 12g 川芎 6g 甘草 5g

用法:水煎,分二次温服。

【第三方】主治:情志不调,肝气不舒,经闭。

处方:当归 10g 白芍 10g 柴胡 10g 茯苓 10g 白术 10g 牡丹皮 12g 郁金 10g 香附 10g 甘草 5g

用法:水煎,分二次服下。

【第四方】主治:经闭,腹痛腹胀。

处方:姜黄 15g 炒大黄 15g 共为细末

用法:每服 3g,日服三次,空腹开水送服。

【第五方】主治:经闭。

处方:晚蚕沙 12g 炒黄。

用法:水煎加白酒十数滴,分三次温服。

三十五、崩漏

大出血为崩,淋漓不断为漏,多因气血虚弱或血热妄行;急应止血或调补气血。

【第一方】主治:子宫大量出血,面色苍白,心慌气短,气血大亏。

处方:炒白术 20g 炙黄芪 20g 龙骨 20g 生地 12g 白芍 10g 牡蛎 20g 川断 12g 海螵蛸 12g 茜草 10g 三七粉 6g（冲）

用法:水煎,二次分服。

【第二方】主治:老年妇女血崩。

处方:黄芪 30g 当归 30g 生地 15g 桑叶 6g 牡丹皮 6g 蒲黄 6g

用法:水煎,分二次温服。

【第三方】主治:漏症。

处方:棕炭 30g 百草霜 30g 共为细末

用法:每服 5g,日服三次。

【第四方】主治:漏症。

　　　处方:香附 60g 炒黑研末

　　　用法:每服 6g,日服三次。

【第五方】主治:血崩。

　　　处方:地榆 30g

　　　用法:用醋煎分二次温服。

三十六、痛经

　　妇女在行经前后或在行经期,小腹及腰部疼痛甚至剧痛难忍,随着月经周期而发作,称为痛经。发生痛经主要因血气运行不畅所致,治疗原则以调和气血为主,根据临床辨症施治。

【第一方】主治:经前腹痛,气血凝滞,胀过于痛者。

　　　处方:乌药 10g 木香 5g 香附 10g 槟榔 10g 砂仁 6g 延胡
　　　　　索 10g 甘草 3g 生姜 3 片

　　　用法:水煎,二次分服。

【第二方】主治:经前腹痛,气血凝滞,痛过于胀者。

　　　处方:当归 10g 牡丹皮 10g 熟地 12g 肉桂 6g 赤芍 10g 延
　　　　　胡索 10g 三棱 10g 莪术 10g

　　　用法:水煎,分二次服用。

【第三方】主治:痛经。

　　　处方:当归 15g 白芍 10g 炙甘草 6g 生姜 3 片

　　　用法:水煎,二次分服。

【第四方】主治:痛经。

　　　处方:艾叶 15g 香附 15g

　　　用法:水煎,加醋一杯,分二次温服。

【第五方】主治:痛经,小腹发凉者。

处方:鲜韭菜汁一酒杯,红糖适量

用法:将糖放入韭菜汁中,温热服之,服后俯卧 30 分钟。

三十七、带下

妇女阴道排出的分泌物过多,称为带下。带下分为白,黄,赤,黑青五种颜色,其中以白带和黄带为多。

【第一方】主治:白带或黄带。

处方:山药 30g 白果 10 个 车前子 6g 芡实 30g 黄柏 6g

用法:水煎,分二次空腹服下。

【第二方】主治:白带过多。

处方:槐花 30g 牡蛎 30g 白扁豆 30g 研末

用法:每服 10g 米汤调服,一日二次。

【第三方】主治:白带过多。

处方:焦白术 15g 山药 30g 白芍 10g 茯苓 15g 苡米 15g

炙甘草 6g

用法:水煎,分二次服下。

【第四方】主治:赤带。

处方:地榆 15g 栀子 10g 荆芥穗 3g

用法:水煎,二次分服,一日一剂。

【第五方】主治:白带过多。

处方:向日葵花盘白瓤 100g

用法:切碎水煎加糖服下,一日一次。

三十八、不孕

在生育年龄夫妇,婚后同居三年以上,没有避孕而未能生育者叫"不孕症"。本节只对女方有关系者进行治疗。

【第一方】主治:月经正常而不孕者。

处方:川断 6g 党参 6g 杜仲 6g 当归 6g 川芎 3g 坤草 6g 砂仁 2g 香附 6g 红花 1g

用法:由月经第一天起开始服一直到月经停止,水煎分二次温服,如不孕下月再服。

【第二方】主治:月经正常不孕者。

处方:丹参晒干为末。

用法:每日用黄酒或白开水送服 6g,多服有效。

【第三方】主治:不孕,月经量少,精神疲倦,腰膝疲软,小便清长,脉沉迟。

处方:党参 30g 白术 30g 茯苓 30g 白芍 30g 熟地 30g 当归 30g 川芎 20g 菟丝子 30g 鹿角霜 30g 杜仲 30g 川椒 20g 炙甘草 20g

用法:上药共为细末,炼蜜为丸,每丸 10g 早晚各服一丸。

【第四方】主治:不孕,头昏,咽干口苦,腰膝酸软,月经先期。

处方:生地 15g 丹皮 12g 白芍 10g 玄参 12g 女贞子 12g 旱莲草 12g

用法:水煎,分二次温服。

三十九、安胎

妊娠后因跌闪负重或房事过度等造成胎动不安或腹痛下血等有流产先兆者,可根据症状选用。

【第一方】主治:身体虚弱,胎动不安。

处方:党参 10g 炒白术 10g 茯苓 6g 阿胶 10g 当归 10g 白芍 10g 熟地 12g 艾叶 6g 砂仁 6g 甘草 6g 川断 6g

用法:水煎,分二次服下。

【第二方】主治:胎动不安,下血。

处方:百草霜 10g 棕炭 3g 伏龙肝 15g(灶心土)共为细末

用法:每服 6g,日服三次,白开水送下。

【第三方】主治:胎动不安。

处方:炒香附 10g 砂仁 6g 苏叶 10g

用法:水煎,分二次服下。

【第四方】主治:胎动不安。

处方:桑寄生 川续断 菟丝子 各等份共为细末

用法:每服 6g,早晚各一次。

【第五方】主治:先兆流产。

处方:白扁豆 6g 艾叶 30g 南瓜蒂 2 个

用法:水煎服,隔一日一剂。

四十、妊娠恶阻

怀孕后,恶心呕吐叫做"妊娠恶阻"。

【第一方】主治:妊娠恶阻。

处方:姜皮 10g 竹茹 10g 陈皮 10g 豆蔻 10g 大枣 7 枚

用法:水煎,一日二次,一日一剂。

【第二方】主治:妊娠恶阻。

处方:灶心土 60g 陈皮 10g 姜 3 片

用法:水煎,澄清,分二次服下。

【第三方】主治:妊娠恶阻,身体虚弱者。

处方:白术 10g 陈皮 10g 白芍 10g 黄芪 10g 砂仁 6g 神曲

6g 茯苓 10g 麦冬 10g 莱菔子 10g 生姜 3 片

用法:水煎,分二次温服。

【第四方】主治:妊娠恶阻。

处方:伏龙肝 60g(灶心土)

用法:煎汤取上清液代茶饮用。

四十一、胞衣不下

胎盘不能随生产之后而下称为"胞衣不下"。

【第一方】主治:妊娠足月,未产之前,预服数剂,容易生产,不会出
现胞衣不下之症。

处方:党参 10g 白术 10g 当归 10g 白芍 10g 陈皮 6g 紫苏
6g 炙甘草 5g 大腹皮 6g

用法:水煎,分二次服下。

【第二方】主治:气虚体弱,胞衣不下。

处方:黄芪 30g 当归 10g 党参 15g 陈皮 10g

用法:水煎,分二次温服。

【第三方】主治:胞衣不下。

处方:蓖麻子 14 粒去壳捣烂

用法:敷两脚心,胞衣即下,衣下后,立即将药洗去。

【第四方】主治:胞衣不下。

处方:莲蓬壳一个或荷叶一张

用法:水煎服。

【第五方】主治:胞衣不下。

处方:当归 10g 川芎 10g

用法:水煎,一次温服。

四十二、产后血晕

妇女生产过头目眩晕,甚至昏迷不醒,多因大出血或因身体虚弱后

致。

【第一方】主治:产后突然头晕眼花。

处方:党参 30g 黄芪 30g 当归 15g 陈皮 6g 芥穗炭 10g

用法:水煎,分二次温服。

【第二方】主治:产后血晕。

处方:当归 15g 川芎 10g

用法:水煎,分二次温服。

【第三方】主治:产后血晕。

处方:童便一碗

用法:热服。

四十三、产后腹痛

妇女产后小腹疼痛,病因气血运行不畅或血虚或气滞等,治疗以养血调气,温经行滞为主。

【第一方】主治:产后身虚,伤食,腹痛,厌食胀闷。

处方:党参 6g 炒白术 10g 茯苓 6g 陈皮 10g 山楂 10g 神曲 6g 炙甘草 5g

用法:水煎,分二次温服。

【第二方】主治:产后腹痛,恶露不尽。

处方:当归 10g 川芎 6g 炮姜 2g 桃仁 2g 坤草 10g 炙甘草 3g

用法:水煎,分二次温服。

【第三方】主治:产后腹痛。

处方:山楂 30g

用法:水煎加红糖 20g,空腹温服。

四十四、通乳

乳汁不通,多由乳房挤压或气血不足及气滞血郁等原因。

【第一方】主治:经络闭塞,气血不足,乳汁不下。

处方:当归 10g 川芎 6g 通草 6g 山甲 6g 王不留行 10g 花粉 3g

用法:水煎,分二次服下,一日一剂,连服 3 - 5 剂。

【第二方】主治:乳汁不下。

处方:生黄芪 12g 穿山甲 6g 王不留行 15g

用法:水煎,分二次温服,一日一剂,连服 3 - 5 剂。

【第三方】主治:通乳。

处方:大米稀饭加芝麻

用法:每日一次。

【第四方】主治:乳房结块,肿胀疼痛,乳汁不通。

处方:蒲公英 15g

用法:水煎,分二次温服,一日一剂。

四十五、退乳

退乳也称为"回奶",妇女产后不需要喂奶,通过服药,使之乳汁分泌减少或不分泌奶汁,称为退乳。

【第一方】主治:回乳。

处方:炒麦芽 30g 神曲 15g

用法:水煎,分二次服下,一日一剂。

【第二方】主治:回乳。

处方:炒麦芽 60g

用法:每日一剂,水煎,二次服下。

四十六、乳痈

产后哺乳的妇女乳房红肿,疼痛而且会有全身不适的感觉,甚则溃破流脓,创口不易愈合。

【第一方】主治:乳痈初起。

处方:双花 15g 连翘 10g 大贝 6g 花粉 10g 赤芍 10g 山甲 10g 蒲公英 15g 香附 10g 当归 10g

用法:水煎,分二次服。

【第二方】主治:乳痈已化脓者。

处方:瓜蒌 30g 生甘草 10g 忍冬藤 30g 连翘 15g

用法:水煎,分二次服。

【第三方】主治:乳痈初起,红肿胀痛。

处方:蒲公英 60g(鲜的 120g)

用法:水煎,分二次服,药渣敷乳房上。

【第四方】主治:乳痈初起。

处方:夏枯草 30g

用法:水煎,分二次服。

【第五方】主治:乳痈。

处方:蜂房

用法:阴阳瓦焙干研末,每服 3g,一日 2-3 次。

【第六方】主治:乳痈。

处方:嫩桑叶一把,醋适量

用法:将桑叶泡醋内 24 小时后加热,将桑叶热敷在患处,一日数次。

四十七、带状疱疹

带状疱疹也叫蛇盘疮,是一种很疼痛的病毒性皮肤病。

【第一方】主治:蛇盘疮。

　　　　处方:雄黄 白矾 各等份

　　　　用法:共为细末,醋调外敷患处。

【第二方】主治:蛇盘疮。

　　　　处方:烟袋油适量

　　　　用法:涂抹患处。

四十八、荨麻疹

　　荨麻疹俗称风疹块,发病时皮肤瘙痒,出大小不等风疹疙瘩,如反复发作会变慢性荨麻疹。

【第一方】主治:荨麻疹。

　　　　处方:凤眼草 30g(臭椿树子) 荆芥 10g 防风 10g 苦参

　　　　　　15g 甘草 10g

　　　　用法:水煎,分二次服。

【第二方】主治:荨麻疹。

　　　　处方:凤眼草 60g(臭椿树子) 地肤子 30g(扫帚苗草籽)

　　　　用法:水煎,分二次服下。

【第三方】主治:荨麻疹。

　　　　处方:苍耳子 30g

　　　　用法:水煎加红糖适量,一次服下。

四十九、中耳炎

　　中耳炎俗成"生耳底子"是一种比较顽固容易复发的外科病症,尤其小孩易染此病;如治疗不及时很容易导致耳膜穿孔,使听力下降。

【第一方】主治:急性中耳炎。

　　　　处方:夏枯草 15g 柴胡 10g 蒲公英 15g 甘草 3g

用法:水煎,分二次服,一日一剂。

【第二方】主治:中耳炎。

处方:蝈蝈

用法:焙干研末,香油调匀上入耳内。

【第三方】主治:中耳炎。

处方:人中白(尿质子)

用法:从尿罐中刮出焙干为细末,用少许吹入耳内。

【第四方】主治:慢性中耳炎。

处方:猪苦胆一枚,白矾一块

用法:将白矾研,装入猪苦胆内,阴干,用时取出研细末
吹入耳内。

脉学歌诀新编

脉理细,经心习,三法四宗应熟记,分和似类俱当明,

博学反约求踪迹,认脉难,须勤力,察形辨象非容易,

浮沉迟数立为宗,扩充诸脉真消息,此理须明未诊前,

免致心疑持脉际,精微一贯用心机,指下回生真妙计。

浮脉 阳

轻寻有,按则无,浮脉漂然肤上游,水泛木浮为定象,浮脉中间仔细
究。

浮而有力多风热,无力而浮是血虚,寸浮发热是伤风,目眩头疼风
痰壅。

浮带虚迟心气少,心神恍惚不安宁,浮散心气虚烦躁,洪散心经被
热欺。

左关脉浮心腹胀,数因风热入肝中,怒气伤肝脉浮促,心胸逆满不
相通。

左手脉浮见于尺,膀胱风热尿涩赤,芤则男子必溺血,妇女崩带五
更易。

浮迟疝气主中风。

右寸脉浮肺受寒,咳嗽清涕汗潜潜,或有风痰聚在胸,如有浮洪为
肺热。

浮而有力多风热,无力而浮是血虚。

右关脉浮是脾虚,中满不食郁气居,浮大而涩食反吐,浮缓脾胃主

风湿。

右尺脉浮下焦风,大肠燥结苦难通,若遇浮虚元气少,浮数风热大肠攻。

沉脉 阴

沉象脉轻无有,沉至筋骨寻方有。筋骨之间实滑匀,如石投底极难寻。

沉而无力虚与气,有力而沉积并寒。

左寸沉为心内寒,胸肋疼痛一般难。关沉痃癖小腹痛,沉而有力积并寒。

沉迟痼冷肝胆间。

尺沉肾脏寒邪浸,腰背疼痛便浊频,男子精冷女血结,沉细胫痿溺与淋。

右寸沉时肺受寒,停痰虚喘气舒难,紧滑咳嗽因伤冷,细滑骨蒸寒热缠。

右关脉沉胃寒积,食积中满与吐酸,沉数内热脾胃间,尺部沉时腰膝痛。

沉紧寒冷大肠痛,若还沉细腹脐寒。

迟脉 阴

寻肤肌,至来三,往来缓甚作迟看,有沉无浮一息三,缓结代涩俱迟类。

不究详细莫轻淡,浮迟表里冷为准,沉迟里寒定有然。

左寸脉迟心上寒,阴冷凝滞气血看,关迟手足皆拘急,胁肋时痛肝受寒。

尺迟肾虚小便浊,妇女月水下定难。

右寸脉迟寒入肺,冷痰气促受熬煎,关脉迟兮中焦冷,脾胃伤寒食不甘。

尺迟藏冷时常泻,小腹疼兮腰膝艰,有力而迟为冷痛,迟而无力定虚寒。

数脉 阳

往来速,数脉形,一息六至仔细评,数脉为阳热可知,只将看相火来医。

实为凉泻虚宜补,肺病秋甚却畏之,疾紧弦,滑促动,皆从数脉按排定。

快于数脉称为疾,在阳犹可阴凶盛。

左寸脉数口舌疮,咽喉疼痛苦难当,关数肝经积热甚,目痛头眩邪火盛。

尺为相火炎上象,遗法淋癃小便黄。

右寸脉数肺家热,吐痰咳嗽肺家疡。关数胃热并口臭,呕逆痰壅火上炎。

右尺脉数下部热,滋阴降火始能康。

滑脉 阳

滑脉如珠应指来,往来流利甚奇哉,莫将滑数为同类,数脉唯从至数间。

痰生百病皆因郁,血盛食结火上攻,女子滑利无他病,定是结子有孕征。

左寸脉滑心火盛,实大心惊舌根硬,关滑眼痛肝经火,咳嗽津涕痰涎生。

渴痢废淋看尺部,若还浮滑主痰风。

右寸脉滑痰饮呕,发焦咽燥晕在头,关滑脾热并口臭,食不消化呕逆咎。

右尺脉滑相火炎,肠鸣泻痢不能安,妇人气壅经多闭,和滑应知有孕占。

滑脉为阳元气衰,痰生百病食生灾,上为呕吐下畜血,女脉调时定有胎。

涩脉 阴

脉道涩,难流通,细迟短散宜成形,往来迟滞如刮竹,如雨沾沙容易散。

不但损血又伤精,妇人非孕即无经。

左寸脉涩心血虚,冷气心痛却要知,关涩肝虚胸胁胀,遍身疼痛血散离。

尺涩男子必伤精,女子非孕即无经。

右寸脉涩经血枯,气短臂痛冷瘴疾。右关脉涩脾经弱,胃冷呕吐不进食。

右尺脉涩大便难,小腹冷痛或下红,涩因血少或伤精,反胃亡阳汗雨淋。

寒湿入营为血瘴,女子非孕即无经。

虚脉 阴

虚脉散,大而软,按之无力豁空然,脉虚身热为伤暑,自汗怔忡惊悸多。

左寸脉虚心血亏,惊悸怔惊夜不寐,左关脉虚肝气郁,血不荣筋肝热瘀。

左尺水衰精血损,腰膝湿瘴骨蒸然。

右寸脉虚自汗出,按之无力主血虚,关为腹胀胃虚寒,久病脉虚定卒然。

右尺脉虚伤精血,应在神门两部居。

脉虚身热为伤暑,自汗怔忡惊悸多,发热阴虚须早治,养营益气莫蹉跎。

实脉 阳

实幅幅,更舒长,实脉浮沉有力强,新病见实为邪盛,久病逢实定主亡。

左寸脉实心风热,咽喉疼痛心痛作,关实腹胁皆疼痛,气来实强被热攻。

左尺逢实小便涩,尺实腰肠痛不通。

右寸脉实肺经热,咽痛舌强气填胸。关实中满气不舒,实浮脾热倦而噎。

右尺逢之小便短,大便艰难或下结。

实脉为阳火郁成,发狂谵语吐逆强,或为阳毒或伤食,大便不通或气胀。

长脉 阳

长脉长,过本位,若循长杆自迢迢。心肾脉长根本壮,实牢弦革皆似长。

长脉迢迢大小匀,反常为病似牵绳,若非阳毒癫痫病,即是阳明热势深。

左寸脉长君火令,脾强气壮不为病,左关脉长肝木旺,长则气治血自行。

左尺长脉奔肠动,病得长脉治亦容。

右寸阳毒癫痫病,即是阳毒热热深,右关脉长主郁病,反常为病似牵绳。

右尺脉长肾气强,蒂固根深相火旺。

过于本位脉各长,弦则非然但满张,弦脉与长争较远,良工尺度自能量。

短脉 阴

短脉象,喻如龟,藏头缩尾脉中推,尺寸可评关不诊,涩欲动结亦相随。

诸病短脉凶难治,皆为真元气多亏。

左寸脉短心气亏,健忘怔仲神不宁。左关脉短肝气郁,短而滑数酒伤神。

左尺脉短小腹痛,浮为血涩沉为痞。

右寸脉短肺经虚,若还浮兮主头痛,关短隔问多痞气,气衰血少短难医。

右尺命门真元弱,精滑梦遗真阳虚。

两头缩缩名为短,涩短迟迟细见难。短涩而浮秋见喜,三春为贼有邪气。

洪脉 阳

洪来盛,去还衰,来大去长脉为洪,浮而有力是洪脉,浮而无力定为虚。

脉洪阳盛随夏旺,非时火盛主致灾。

左寸脉洪心火盛,目赤口疮头疼症。关洪肢热遍身疼,洪而有力脉为实。

左尺脉洪小便赤,实而无力则为洪。

右寸脉洪因肺热,口燥咽干喘急烦。关洪吐逆兼口渴,皆因胃火热上炎。

右尺脉洪大便秘,腹满下血苦难言,脉洪阳盛血应虚,相火炎炎热病居。

腹胀反胃须早治,阴虚泻痢莫迟疑。

微脉 阴

微轻细,类如线,浮取轻微仔细看,按之欲绝有若无,男为劳极诸虚症。

女作崩中带下医。

左寸脉微主心惊,心虚血少又头疼。关微气短胸中满,四肢拘急恶寒生。

左尺脉微主血虚,男子伤精女血崩。

右脉微,上焦冷,寒积不化凝在胸。关脉胃寒并气胀,脾虚难化腹疼然。

右尺脉微因藏寒,泄泻膝冷腿感敢。气血微兮脉亦微,恶寒发热汗淋漓。

男为劳极诸虚候,女作崩中带下寒。

紧脉 阳

数而弦急脉为紧,紧来如数似弹绳,往来有力弹人手,举如转索切如绳。

总是寒邪来作寇,内为腹痛外身疼。

左寸脉紧头目痛,沉则心中气逆疼。关紧心腹胁肋痛,浮紧风寒是定名。

左尺脉紧腰膝痛,腹痛小便不流通。右寸脉紧鼻息壅,沉紧肺喘冷痰清。

关紧腹痛并吐逆,脉见沉紧多冷痛。右尺脉紧为阴冷,定是奔豚冷气升。

紧为诸痛寒凉症,奔豚疝气两相攻。

浮紧表寒须发散,沉紧温散自然安。

缓脉 阴

缓脉象,往来匀,和风舞柳缓缓间,一息均匀皆四至,似迟稍快气血伤。

左寸脉缓心气虚,怔仲心惊恍惚中。左关脉缓风弦目,胁腹气结不能舒。

左尺脉缓肾经虚,妇女癸水少而稀。

右寸脉缓肺经风,言语短促气不足。右关脉缓胃中弱,沉缓脾虚主湿寒。

右尺脉缓下焦寒,真阳不足命门看。脉缓营衰血不足,或风或湿或脾虚。

上为项强下痿痹,分辨浮沉大小别。

芤脉 阳

两边实,中间空,浮而无力芤脉形,浮大而软按如葱,两边皆有中间空。

火犯阳经血上溢,热侵阴络下流红。

左寸脉芤血妄行,必然吐衄两相攻,关芤胁痛有瘀血,肝血不足主失精。

左尺脉芤男溺血,妇女经流满地红。

右寸脉芤胸瘀血,吐红呕赤无他别。右关脉芤胃肠痛,呕吐瘀血逆上行。

右尺脉芤大便血,赤淋红痢崩漏中。

浮大中空是为芤,浮大而迟虚脉呼,芤中带弦名为革,芤为亡血革血亏。

弦脉 阳

弦脉象,如弓弦,浮紧微弦主风寒,弦来端直似弦丝,紧则如绳左右弹。

牢脉弦长沉伏间。

左寸脉弦心中痛,弦为劳伤气血亏。关弦痰疟郁结见,脉见弦数热积肝。

左尺脉弦小腹痛,若见弦迟多主寒。

右寸脉弦肺风寒,咳嗽痰喘头疼见。右关脉弦腹内痛,弦大主虚只因寒。

尺弦阴疝脚拘挛,弦则主痛亦主寒。脉应东方肝胆间,浮沉迟数须分辨。

大小单双病症分。

革脉 阴

革如芤,按鼓皮,浮而微弦似皮鼓,尽管革芤为同类,病症缓急指下推。

左寸脉,革心虚,气实血虚象鼓皮。左关脉革肝血郁,气结血虚因寒积。

左尺脉革精血亏,男子营虚多梦遗。

右寸脉革肺受寒,寒虚相搏名为革。右关脉革主脾虚,久病逢之定难医。

右尺脉革阳精损,妇女半产多漏红。

牢脉 阴

沉中浮,力渐强,实大微弦更带长,寒则牢坚心腹痛,失血阴虚精血伤。

左寸脉牢心腹痛,弦长实大是牢形。左关脉牢寒积冷,沉帮筋骨脉方应。

左尺脉牢奔豚患,实长浮沉有力强。

右寸脉牢上焦寒,伏脉有别仔细分。关上阴寒主脾冷,寒则牢坚里症看。

尺脉失血必肾寒,寒痛疝废症瘕看。

弦长实大似坚牢,牢脉常居沉浮间,革脉芤弦自浮起,革虚牢实要详看。

濡脉 阴

浮而柔,按须轻,水面浮绵力不从,病后产中犹可药,平人此脉病无情。

气虚亡血精伤损,自汗阴虚骨蒸蒸。

左寸脉濡心血虚,自汗如珠常怔仲。关脉气血不通畅,精神恍惚睡梦胧。

左尺脉濡男精少,妇女阴虚主血衰。

右寸脉濡体倦怠,若见濡脉气血衰。关濡脾弱难消化,胃逆伤湿主脾虚。

尺伤精血虚寒甚,温补阴阳可起身。

濡为亡血阴虚病,髓海丹田暗已亏。汗雨夜来蒸入骨,血山崩倒湿侵脾。

弱脉 阴

按之有,举之无,沉细柔软弱脉求,弱来无力按之柔,沉而柔细不见浮。

阳陷入阴精血弱,白头犹可少年愁。

左寸脉弱阳气虚,多精多汗精血亏。关弱气虚主酸痛,妇女产后受风吹。

左尺脉弱小便频,肾虚耳鸣精气虚。

右寸脉弱为阳虚,气虚血弱寒气归。右关脉弱脾胃弱,饮食难消食无味。

尺弱阳陷命门亏,泄泻肠虚神门推。

脉弱阴虚阳气衰,恶寒发热筋骨痿。

多惊多汗精神少,益气调营急早医。

散脉 阴

散脉形,浮而盛,如寻至数拘不定,满指乱散似飞花,按则分散难归正。

产为生兆胎为坠,久病逢之命必归。

左寸脉散心气虚,怔仲恍惚神不安。左关脉散当溢饮,精脱神散气血兼。

左尺脉散精血弱,诸脉见散必难医。

右寸脉散肺气虚,身体懒倦汗淋漓。关散肿胀水蛊症,脾虚胃弱两相居。

右尺脉散胎为坠,散居两尺说应离。

散脉无拘散漫然,濡来浮细水中绵,浮而迟大为虚脉,芤则中空两边坚。

细脉 阴

细脉渺,形如线,沉而极细终不断,春夏少年俱不宜,秋冬老弱却为善。

左寸脉细心血损,健忘怔仲梦多惊。左关脉细肝血虚,血少气衰精血亏。

左尺泻痢并遗精,急须温补救之灵。

右寸脉细呕吐频,劳思过度七情损。关脉腹胀胃气虚,脾虚气弱精神亏。

右尺脉细丹田冷,遗精泻泄名脱精。

细脉萦萦血气衰,诸虚劳损七情乖,若非湿气侵腰肾,定是伤精汗泄来。

伏脉 阴

沉之甚,伏脉由,下指推筋着骨求,蓄饮老痰成积聚,散寒温里莫求因。

伏脉若是左寸逢,心神恍惚不安宫。左关脉伏寒藏肾,精虚疝瘕诸症逢。

右寸脉伏气郁胸,寒痰气冷不调通。右关脉伏痞闭塞,寒凝水谷积滞停。

右尺脉伏脐下冷,下焦虚寒腹疝疼。

伏为霍乱吐频频,腹痛多缘宿食因,蓄饮老痰成积聚,散寒温里莫求因。

动脉 阳

动脉摇,数在关,无头无尾如豆点,寻之似有举之还,不离其位数在关。

动主惊慌痛与聚,汗出发热阴阳参。

左手脉动痛与惊,阴阳相搏拘挛症,形冷恶寒伤三焦,男子伤精女子崩。

右手脉动自汗出,惊悸疼痛热相攻,若是妇女无他病,妊娠之脉也动形。

促脉 阳

促脉数,数时止,如蹶之趋促脉是,阳盛阴亏虽可俱,进必倾危退可生。

左寸脉促心火炎,面赤口干与心烦。左关脉促肝经热,肺痈阳盛火毒侵。

左尺脉促小便赤,或发狂癫与毒癖。

右寸脉促肺热生,咳嗽吐痰血色鲜。右关脉促脾胃燥,三焦火郁火生炎。

尺促阳盛主阴虚,大肠燥结便难泻。

促脉数时止一歇,此阳极,阴已亏。三焦郁火炎炎盛,进则无命退可生。

结脉 阴

缓一止,复又来,结脉之象记在怀,悲虑积中成郁结,气结气滞情不舒。

血凝痰结定腹痛。

寸结皆因气血界,老痰结滞心血弱。关主胁肋结痞痛,积郁疼痛主疝瘕。

左尺脉结为阴盛,暖肾温阳救不差。

右寸脉结肺经寒,气凝寒滞喘连连。右关脉结胃反噎,胸满腹胀气塞填。

尺结积聚外壅肿,疝瘕为殃病属阴。结脉阴盛欲亡阳,浮为气滞沉为积。

代脉 阴

动而生,不能还,复动因而作代观,入尺良久复为来,止不复来作代看。

代为气衰凶且甚,妊娠风痛定有胎。

左寸代脉主心虚,恍惚不宁心内惊。关代中寒腹中痛,腹痛泻痢下元亏。

左尺脉代命必卒,女脉逢之三月胎。

右寸脉代主气衰,或为吐泻中焦病。右关脉代脏气衰,脾土危弱呕吐来。

右尺脉代元气败,诸病见代医不来。

数而时止名为促,缓止须将结脉呼。

止不能回方是代,结生代死自殊途。

六死脉

雀啄连来三五啄,屋漏半日一点落。

解索搭稍即散乱,弹石硬寻来即散。

鱼翔似有又似无,虾游静动跳一跃。

后　记

　　余张华民悟道后师父赐名嗣静号道医子,出生于中医世家,自幼熟读医书,潜心学医。入世行医以来,就专心致力于疑难病症的研究和探讨。几十年来,无大成,只是在一些临床病症上略有心得。自悟道以来有感于和谐之深意、自然、清静、无为是道家之经典,也是创建和谐的根基。社会的和谐人类的生活就平安幸福;自然的和谐万物就昌盛;人体的和谐就会长命百岁而康健。

　　追求和谐是每一个人的意愿,而求取人体的和谐及人类的身体健康则是医生的责任。

　　中医学博大精深,古代先贤给我们留下珍贵的理论和经验,为了进一步发扬传统医学文化事业在道友文道子的大力支持和协助下,写下了这本小册子,希望能给同道者带来一点帮助,起到抛砖引玉的作用。余才疏学浅,谬误难免望指正。

张华民

道医子书于玉清观